高等医药院校基础医学实验教学系列教材

生物医学常用实验技术

第 2 版

主　编　林　旭　佘菲菲
副主编　陈婉南　林默君　王世鄂
编　者　（按姓氏拼音排序）

　　　　陈　艳　　陈婉南　　高美钦　　黄晓星
　　　　林　旭　　林嘉成　　林默君　　刘　卉
　　　　刘文文　　佘菲菲　　宋　军　　王瑞幸
　　　　王世鄂　　吴秋妹　　吴云丽　　章　涛
　　　　张秋玉　　赵小贞　　朱龙坤

U0389297

科学出版社
北京

内 容 简 介

本书涵盖医学院校研究生必须掌握的基本实验技术。全书按照不同的研究层面，分为五章：核酸技术、蛋白质技术、细胞技术、动物实验技术以及其他常用实验技术。内容涉及核酸、蛋白质等生物大分子的分离与检测，分子克隆的基本操作，组织细胞培养，动物实验基本操作以及常用的病理学技术。此外，本书还详细介绍了激光扫描共聚焦检测、生物大分子的同位素标记、流式细胞术等研究手段。

本书旨在帮助医学院校研究生、基础医学专业本科生与相关专业技术人员建立对常用实验方法的基本原理、实验仪器、实验材料及操作流程的认识，并为教师开展研究生实验课教学提供参考资料。

图书在版编目（CIP）数据

生物医学常用实验技术 / 林旭，佘菲菲主编. —2 版. —北京：科学出版社，2021.1

高等医药院校基础医学实验教学系列教材

ISBN 978-7-03-066629-1

Ⅰ. ①生… Ⅱ. ①林… ②佘… Ⅲ. ①生物工程—医学工程—实验—医学院校—教材 Ⅳ. ①R318-33

中国版本图书馆 CIP 数据核字（2020）第 214205 号

责任编辑：王锞榀　胡治国 / 责任校对：杨　赛
责任印制：赵　博 / 封面设计：陈　敬

科 学 出 版 社 出版

北京东黄城根北街 16 号
邮政编码：100717
http://www.sciencep.com

天津市新科印刷有限公司印刷
科学出版社发行　各地新华书店经销
*

2014 年 8 月第 一 版　　开本：787×1092　1/16
2021 年 1 月第 二 版　　印张：5
2025 年 1 月第八次印刷　　字数：122 000

定价：39.80 元
（如有印装质量问题，我社负责调换）

前　　言

　　生命科学是基于实验发展起来的科学，实验技术在生命科学的发展历程中一直起着极其重要的促进作用。本书根据生物医学研究生开展课题研究的实际需要编写，全书分为核酸技术、蛋白质技术、细胞技术、动物实验技术及其他常用实验技术五章，遵循实用性、科学性、先进性和启发性的原则，涵盖医学院校研究生常用的实验技术，要求学生对常用实验方法的基本原理、实验仪器、实验材料及操作流程建立整体的认识，并初步具备分析问题、解决问题的能力。本书力求简明易读，指导学生实验并便于教师进行实验课的组织教学，供医学院校研究生、基础医学专业本科生与相关专业技术人员参考。

　　本书的编写得到了福建医科大学基础医学院的同事与研究生们的大力支持。王明权老师在编写过程中做了大量的协调工作，陈婉南老师在文字编辑、图片处理与初稿编校过程中付出大量劳动，研究生刘伟、林艳婷、闫小利、丁亚兰、朱怡冰协助进行资料收集、编写工作，在此表示衷心感谢！

　　由于水平有限，本书内容远未完善，书中错误及不妥之处，恳请各位专家、同行和读者批评指正。

林　旭

2020 年 6 月

目　　录

第一章 核酸技术

实验一 质粒DNA的提取和纯化

质粒（plasmid）独立存在于细菌细胞中，是一种能自主复制并能稳定遗传的环状双链DNA，其大小为1～200kb。在细菌细胞内，质粒利用宿主细胞的复制体系合成其自身的DNA。质粒DNA是基因工程中常用的基本工具之一。质粒通常携带一个或多个基因，这些基因负责显示宿主细菌的一些特性。例如，含有携带抗性基因质粒的细菌可在正常的抗生素毒性浓度下生存。

【实验目的】

1. 掌握质粒DNA制备的原理和方法。

2. 掌握琼脂糖凝胶电泳的原理和实验方法。

【实验原理】

1. **质粒DNA的制备与碱裂解法原理** 质粒DNA的制备包括3个基本步骤：①培养细菌，使质粒DNA大量扩增；②收集和裂解细菌；③分离和纯化质粒DNA。采用的主要方法包括：a. 碱裂解法，使用0.2mol/L NaOH溶液+1%十二烷基硫酸钠（sodium dodecyl sulfate，SDS）溶液；b. 煮沸裂解法，沸水煮沸40s；c. SDS裂解法，10%SDS溶液处理（一般用于质粒大量提取）。在实际操作中可以根据质粒分子大小、宿主菌株类型、碱基组成和结构等特点及质粒DNA的用途进行选择。本实验以碱裂解法为例提取质粒DNA，以下是碱裂解法的基本原理。

质粒DNA具有特定的形态结构，在特殊的环境条件下，如在加热、极端pH、有机溶剂、尿素、酰胺试剂等的作用下，质粒DNA会发生变性，去除变性条件又可以使DNA复性。碱裂解法根据共价闭合环状质粒DNA和线性染色体DNA在拓扑学上的差异来分离质粒DNA。SDS是一种阴离子表面活性剂，它既能裂解细菌细胞，又能使细菌蛋白质变性。使用SDS处理细菌细胞后会导致细菌细胞壁破裂，从而使质粒DNA和细菌基因组DNA同时从细胞中释放出来。在操作过程中，细菌环状基因组DNA会断裂成线性DNA分子，当pH为12.0～12.5时，线性DNA分子发生变性，双螺旋结构解开；相同条件下，尽管共价闭合环状质粒DNA的氢键会被断裂，但两条互补链仍彼此相互盘绕结合在一起。用pH4.8的醋酸钾溶液将pH调至中性，由于共价闭合环状的质粒DNA可迅速而准确地复性，保持可溶性状态；而线性染色体DNA的两条互补链彼此已完全分开，复性就不会那么迅速而准确，它们相互缠绕形成不溶性网状结构，通过离心，即可去除染色体DNA和蛋白质-SDS复合物等。最后用酚氯仿抽提纯化上清液中的质粒DNA，用乙醇或异丙醇沉淀即可获得纯的质粒DNA，之后还可再用超离心、电泳、离子交换柱层析等方法进一步纯化质粒。

2. **琼脂糖凝胶电泳技术**（agarose gel electrophoresis） 是分离、鉴定和提纯DNA片段的有效方法。琼脂糖凝胶可分辨0.1～6.0kb的双链DNA片段。DNA在琼脂糖凝胶中泳动时存在电荷效应和分子筛效应。DNA带负电荷，在电场中向正极移动。在一定的电场强度下，DNA的迁移速度取决于分子筛效应，迁移速度与相对分子质量的对数值成反比关系。不同大小、不同形状和不同构象的DNA在相同的电泳条件下，有不同的迁移率，所以可通过电泳使其分离。上样缓冲液中含有0.25%溴酚蓝，被作为电泳指示剂。电泳时溴酚蓝泳动速度快于核酸，当溴酚蓝到达凝胶底部3/4位置时，即可停止电泳，进行结果观察。凝胶中的 DNA 可与荧光染料 GelRed 结合，在紫外灯下可看到荧光条带，借此可分析实验结果。

【实验材料】 pUC19 质粒（具有氨苄西林抗性，Amp^r）转化菌、Luria-Bertani（LB）培养基、氨苄西林、溶液Ⅰ、溶液Ⅱ、溶液Ⅲ、RNA 酶 A 母液（10mg/ml）、Tris-EDTA（TE）缓冲液（pH8.0）、Tris 饱和酚、酚/氯仿/异戊醇混合液（25∶24∶1）、预冷无水乙醇、10×TAE 电泳缓冲液、6×上样缓冲液、琼脂糖、10 000×GelRed、3mol/L 醋酸钾（pH4.8）。

【实验仪器】 恒温振荡培养箱、高速冷冻离心机、旋涡振荡器、水浴锅、1.5ml 离心管、50ml 离心管、不同型号的吸头、微量移液器、微波炉、电泳仪、制胶槽、电泳槽、梳子、锥形瓶、电子天平、手套、紫外灯、微量离心管等（图 1-1）。

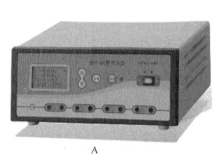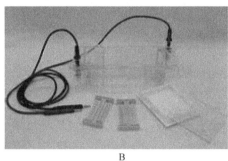

图 1-1　核酸电泳装置

A. 电源；B. 电泳槽及制胶模具

【实验方法】

1. 质粒 DNA 的提取与纯化

（1）接种 pUC19 质粒转化菌于 LB 液体培养基中，37℃培养过夜。

（2）取细菌悬液 1ml 于 1.5ml EP 管中，4000g，离心 2min。

（3）弃上清，加入 100μl 溶液Ⅰ。

（4）加入 200μl 溶液Ⅱ，颠倒混匀，静置 2min。

（5）加入 150μl 溶液Ⅲ，颠倒混匀，静置 5min。

（6）4℃，12 000g，离心 10min。

（7）取 400μl 上清移入另一 EP 管，加等体积 Tris 饱和酚，颠倒混匀，12 000g，离心 10min。

（8）取约 350μl 上层水相移入另一 EP 管，加等体积酚、氯仿、异戊醇，颠倒混匀，12 000g，离心 10min。

（9）取 300μl 上层水相移入另一 EP 管，加 2 倍体积无水乙醇，–20℃放置 1.5h，沉淀 DNA。

（10）12 000g，离心 10min，弃上清，加入 1ml 70%乙醇洗涤 DNA 沉淀，并小心吸弃乙醇。

（11）室温干燥 DNA 5min，加入 20μl TE 缓冲液[含 20μg RNA 酶（RNase）A]溶解 DNA，放置于 37℃水浴锅中水浴 30min 以降解 RNA。

（12）取 4μl 质粒 DNA，与 1μl 6×上样缓冲液混匀，1%琼脂糖凝胶电泳。

（13）150V，电泳 40min，在紫外灯下观察结果并拍照。

2. 琼脂糖凝胶制备

（1）将凝胶成形模具水平放置，将选好的梳子放好，梳子底部与模具之间留 1mm 空间。

（2）称取 DNA 电泳用琼脂糖 1g 放入 250ml 的三角烧杯中，加入 100ml 1×TBE 缓冲液，混匀后，将烧瓶置于微波炉中，加热煮沸，直至琼脂糖完全溶解，配制成浓度为 1%的胶。

（3）取出三角烧瓶，将其置室温下冷却至70℃左右（手握烧瓶可以耐受），再加入GelRed 3μl，混匀后，即将凝胶溶液倒入胶板进行铺板。本实验所用制胶板约需胶液30ml。

（4）室温下待凝胶完全凝固，拔出梳齿，将制胶板放入电泳槽中。

（5）在电泳槽中加入1×TBE缓冲液，以高出凝胶表面2mm为宜，即可开始点样、电泳。

【结果分析】 质粒DNA在含有GelRed的琼脂糖凝胶电泳中，被染成橘红色。质粒DNA可以观察到3条带，电泳速度最慢的条带显色最浅。质粒DNA有3种构型，即共价闭合环状质粒（cccDNA）、开环质粒（ocDNA）和线状质粒DNA（lDNA），三者在凝胶电泳中的迁移速度不同，因此电泳后呈3条带，超螺旋质粒DNA泳动最快，其次为线状DNA，最慢的为开环质粒DNA（图1-2）。

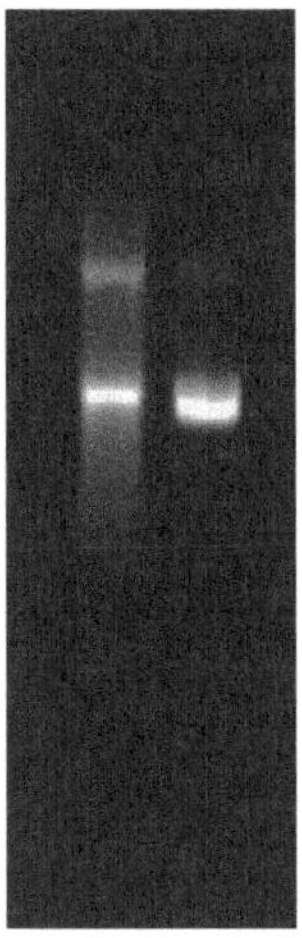

【注意事项】 在加入细菌裂解液后，细菌基因组DNA与质粒DNA分离，细菌环状基因组DNA在操作过程中会断裂成线状DNA，此时应当上下颠倒轻轻混匀，避免产生小分子量的基因组DNA片段而污染提取的质粒DNA。

图1-2 质粒DNA电泳图

【思考题】

1. 质粒的基本性质有哪些？

2. 碱裂解法提取质粒的原理是什么？

3. 在碱裂解法提取质粒DNA操作过程中应注意哪些问题？

【试剂配方】

1. 溶液Ⅰ（GET缓冲液） Tris-HCl溶液25mmol/L、乙二胺四乙酸（ethylenediamine-tetraacetic acid，EDTA）溶液10mmol/L、葡萄糖溶液50mmol/L，pH8.0。

2. 溶液Ⅱ（变性液） NaOH溶液200mmol/L、SDS溶液1%，配制1ml溶液Ⅱ，取10% SDS 50μl、1mol/L NaOH 200μl，用灭菌去离子水定容至1ml，充分混匀，现用现配。

3. 溶液Ⅲ 醋酸钾溶液3mol/L，pH4.8。

4. 6×DNA上样缓冲液 溴酚蓝溶液0.25%、蔗糖水溶液40%（W/V）。

5. 5×TBE储存液 Tris碱溶液1.1mol/L、硼酸溶液900mmol/L、EDTA溶液25mmol/L，pH8.0。

6. TE缓冲液 Tris-HCl溶液10mmol/L、EDTA溶液1mmol/L，pH8.0。

（吴秋妹 林 旭）

实验二 DNA限制性内切酶酶切及回收

【实验目的】

1. 掌握DNA酶切技术的原理，熟悉双酶切反应。

2. 掌握琼脂糖凝胶电泳回收DNA片段的基本原理和操作方法。

【实验原理】 限制性核酸内切酶是基因工程中的重要工具酶，包括Ⅰ、Ⅱ、Ⅲ型，其中，Ⅱ型限制性内切酶由于能识别和切割双链DNA中某一段特定的核苷酸序列，是分子生物学研究中必备的工具酶。大部分限制性核酸内切酶在DNA两条链上交错切割，产生黏性末端。有些限制性核酸内切酶则在识别序列的中心位置切割双链DNA，产生的末端称为平末端。酶切反应需要一个理想的反应系统，酶切效率与酶的活性、反应时间、反应温度、溶液pH及离子强度都有关系。酶切产生大小不同的 DNA 片段，可用琼脂糖凝胶电泳鉴定酶切结果。当我们获得大小正确的片段后需做进一步的基因操作时，可切取含该 DNA 片段的凝胶，利用核酸在缓冲液中与硅胶膜特异结合，在洗脱液条件下可被洗脱的原理，对目的 DNA 片段进行回收。

【实验材料】 纯化的质粒 DNA，限制性内切酶 *Kpn* I、*Xho* I，10×限制性核酸内切酶缓冲液（buffer 2），10×BSA，琼脂糖，双蒸水（ddH₂O），DNA marker，6×DNA 上样缓冲液，1×TBE 电泳缓冲液，0.5ml 微量离心管，冰盒，手术刀片，胶回收试剂盒[溶液 I（溶胶液）、溶液 II（洗涤液）、DNA 纯化柱、废液收集管]。

【实验仪器】 恒温水浴箱、电泳仪、水平式凝胶电泳槽、紫外检测仪、移液器、台式离心机。

【实验方法】

1. **双酶切反应** 如果外源 DNA 片段插入位点两端的酶切位点不同，需进行双酶切反应。在可能的情况下，通常选择在同一反应体系下进行双酶切。反应体系可参照下例：

ddH₂O	10μl
10×BSA	2μl
10×buffer 2	2μl
Kpn I	0.5μl
Xho I	0.5μl
纯化的质粒 DNA	5μl
总计	20μl

37℃水浴，酶切 2h，再进行电泳分析。

2. **琼脂糖凝胶回收 DNA 片段**

（1）切下含 DNA 的凝胶块，放入 1.5ml 微量离心管中。

（2）加入 300μl 溶液 I，65℃水浴 10min，每隔 2min 颠倒混匀一次，使胶完全融化。

（3）将混合液转移至已套入收集管的吸附柱内，室温放置 2min，10 000*g* 离心 1min。

（4）弃去收集管中的废液，将吸附柱放入同一收集管中，加 500μl 溶液 II，10 000*g* 离心 1min。

（5）重复步骤 4。

（6）倒掉收集管中的废液，将吸附柱放入同一个收集管中，10 000*g* 离心 2min。

（7）将吸附柱放入一干净的 1.5ml 的 EP 管中，室温放置 2min 使乙醇充分挥发，向吸附柱膜的中央加入 20μl 65℃预热的双蒸水进行洗脱，室温静置 3min，10 000*g* 离心 1min，离心管中即为回收的 DNA 片段。

【结果分析】 结果参见图 2-1。

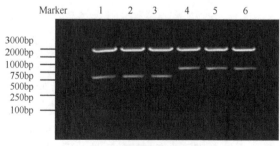

图 2-1　质粒酶切示意图

【注意事项】

1. 反应体系中甘油终浓度必须小于 5%，防止抑制酶活性（商品化的 II 型限制性核酸内切酶含 50%甘油，因此使用时须稀释 10 倍以上）。

2. 各种 II 型限制性核酸内切酶的最佳作用温度不尽相同，使用前务必查看说明书。

【思考题】 DNA 片段酶切后产生的切口类型有哪几种？

（吴秋妹 陈婉南）

实验三 DNA 转化及重组子的筛选和鉴定

扫二维码看彩图

体外重组的 DNA 需按照一定的方式被导入宿主细胞进行复制扩增。转化（transformation）是指将质粒 DNA 或以它为载体构建的重组子导入原核细胞的过程。受体细胞经过物理或化学方法（如电击法、$CaCl_2$ 化学试剂法等）处理后，细胞膜的通透性发生变化，成为易于接纳外源 DNA 的感受态细胞。进入感受态细胞的 DNA 经复制、表达从而实现遗传信息的转移，使受体细胞出现新的遗传性状。本实验以 $CaCl_2$ 化学试剂法为例介绍感受态细胞的制备及重组 DNA 的转化。

【实验目的】

1. 掌握转化的基本原理及操作步骤。

2. 掌握重组子筛选和鉴定的原理及方法。

【实验原理】 将重组 DNA 导入大肠杆菌的常用方法是 $CaCl_2$ 化学试剂法，该法最先由 Cohen 于 1972 年建立，其基本原理是：当细菌处于 0℃的 0.1mmol/L $CaCl_2$ 低渗溶液中时，细菌细胞膨胀成球形，转化混合物中的 DNA 形成抗 DNA 酶的羟基-钙磷酸复合物黏附于细胞表面，经 42℃ 2min 热冲击处理后，细胞吸收 DNA 复合物，在丰富培养基上生长数小时后，球状细胞复原并分裂增殖，被转化的细菌中重组子基因得到表达，在选择性培养基平板上，可筛选出所需的转化子。常用的筛选方法有抗性筛选、插入失活筛选、蓝白斑筛选等，本实验采用蓝白斑筛选法。

蓝白斑筛选法基于 α-互补现象，其基本原理为：某些载体（如 pUC 系列载体）携带 β-半乳糖苷酶（LacZ）α-肽（N 端有 146 个氨基酸）的编码区，区内具有多克隆位点，与此相对应的含 *LacZΔM15* 基因型的菌株（*LacZΔM15* 基因由噬菌体介导整合至菌株染色体上，常用菌株有 *E.coli* Top10 及 DH5α）编码 LacZ C 端 300 个氨基酸。正常情况下，载体转化至宿主菌后，在诱导剂异丙基-β-D-硫代半乳糖苷（isopropylthio-β-D-galactoside，IPTG）诱导下，载体表达产生 α-肽，与宿主表达的 C 端 300 个氨基酸结合形成具有完整活性的 LacZ。LacZ 能将底物 5-溴-4-氯-3-吲哚-β-D-半乳糖（X-gal）切割成半乳糖和深蓝色的 5-溴-4-靛蓝，使菌落呈蓝色，而在重组载体中，α-肽编码区被外源 DNA 片段破坏，因此，重组载体转化至相应宿主菌后产生无活性 α-肽，与宿主菌的产物不能形成有活性的 LacZ，X-gal 无法被降解，从而形成半透明菌落（即通常所说的白色菌落，为大肠杆菌正常的菌落形态）。通过观察菌落颜色即可判断宿主菌是否被成功导入了含外源 DNA 片段的重组载体。

【实验材料】 1.5ml 微量离心管、培养皿、涂布棒、酒精灯、含氨苄西林的 LB 琼脂平板、LB 液体培养基、新鲜配制并高压灭菌的 0.1mmol/L $CaCl_2$ 溶液、重组质粒 DNA、IPTG、X-gal。

【实验方法】

1. 接种 *E.coli* DH5α 单菌落细菌于 5ml LB 培养基中。

2. 取细菌，按 1∶100 接种于 5ml LB 培养基，摇育 6h（对数生长期，OD_{600} 为 0.4～0.6）。

3. 取 1ml 细菌，冰浴 30min。

4. 4℃，2500g 离心 5min。

5. 弃上清，向沉淀中加 1ml 0.1mol/L CaCl$_2$ 溶液（冰预冷），重悬细菌，冰浴 30min。

6. 4℃，2500g 离心 5min。

7. 弃上清，加入 200μl CaCl$_2$ 溶液（冰预冷）重悬细菌（至此获得感受态细胞）。

8. 吸取 2μl 重组质粒 DNA，加入感受态细胞中，冰浴 30min。

9. 42℃热冲击 2min，迅速冰浴 2min。

10. 加入 1ml LB 培养基，37℃，摇育 45min。

11. 取 40μl X-gal 和 4μl IPTG 涂布平板，静置于 37℃ 1h 直至所有液体消失。

12. 将 100μl 待转化的菌液涂布于平板表面，置于 37℃培养 12～16h。

13. 终止培养后，将平板静置 4℃ 4h，使蓝色充分显现。平皿上显示蓝色和白色两种菌落，称蓝斑、白斑。白斑为含有外源片段的重组子，挑取白色菌落置于 5ml LB 液体培养基中（含氨苄西林），37℃摇床培养 8～12h，小量提取质粒，用限制性核酸内切酶进行酶切和鉴定，进一步确认是否有插入外源片段。

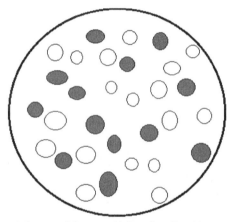

图 3-1 质粒 DNA 转化蓝白斑筛选结果
含外源基因的重组子为白色菌落

【结果分析】 参见图 3-1。

【注意事项】

1. 实验过程注意无菌操作，感受态细胞的制备要在冰上进行。

2. 在抗生素平板制备过程中，需待培养基温度降至65℃左右时加入抗生素，否则抗生素易被分解失效。

3. 在涂布细菌、X-gal 和 IPTG 时一定要均匀，否则不易挑选阳性重组子。

【思考题】

1. 什么是重组子？

2. α-互补的原理是什么？

【试剂配方】

1. 液体 LB 培养基 蛋白胨 10g、NaCl 10g、酵母提取物 5g、NaOH 溶液（5mol/L）750μl，用双蒸水定容至 1L，121℃高压灭菌备用。

2. 固体 LB 培养基 蛋白胨 10g、NaCl 10g、酵母提取物 5g、NaOH 溶液（5mol/L）750μl、琼脂 15g，双蒸水定容至 1L，高压灭菌，冷却至 65℃左右加入相应的抗生素后，立即铺板。

3. X-gal 储液（20mg/ml） 用二甲基甲酰胺溶解 X-gal 配制成 20mg/ml 的储液，避光储存于-20℃。

4. IPTG 储液（200mg/ml） 先将 200mg IPTG 溶于 1ml 蒸馏水中，再用 0.22μm 滤膜过滤除菌，分装于 EP 管并贮于-20℃。

（吴秋妹　陈婉南）

实验四　RNA 抽提与逆转录聚合酶链反应

【实验目的】 掌握细胞和组织总 RNA 分离提取及将 RNA 逆转录为 cDNA 的方法。

【实验原理】 TRIzol 试剂可直接从细胞或组织中提取总 RNA，它能够在破碎溶解细胞时保持 RNA 的完整性。TRIzol 主要有效成分为异硫氰酸胍和苯酚，可裂解细胞，具有促进 RNA 和蛋白质解聚使 RNA 释放的作用。加入氯仿后，由于氯仿比重大，离心后可将样品分为水相、中间层和有机相。RNA 存在于水相中，收集水相，通过异丙醇沉淀 RNA。随后进行逆转录聚合酶链反应（reverse transcription polymerase chain reaction，RT-PCR），以分离纯化的 RNA 为模板，通过 Oligo dT 或随机引物利用逆转录酶逆转录成 cDNA，再以 cDNA 为模板，通过 PCR 合成目的基因或检测目的基因表达。

【实验材料】　TRIzol 试剂、氯仿、异丙醇、无水乙醇、无 RNA 酶水[焦碳酸二乙酯（diethyl pyrocarbonate，DEPC）水]、逆转录试剂盒（含逆转录酶、Oligo dT、随机引物、缓冲液）、*Taq* DNA 聚合酶、PCR 所需引物。

【实验仪器】　匀浆器、微量离心管、振荡器、冷冻高速离心机、基因扩增仪、灭菌超薄 PCR 反应管、电泳系统、紫外透视仪。

【实验方法】

1. RNA 抽提

（1）匀浆处理

1）组织：在液氮中磨碎组织，每 50～100mg 组织加入 1ml TRIzol 试剂，用匀浆器进行匀浆处理。

2）单层培养细胞：吸去培养液，直接加入 TRIzol 试剂裂解细胞，6 孔板每孔加 1ml，用移液器吸打，直至液体不再黏稠。TRIzol 试剂的用量应根据培养板面积而定，每 10cm^2 加入 1ml TRIzol 试剂。

（2）室温放置 5min，每使用 1ml TRIzol 试剂加入 0.2ml 氯仿（三氯甲烷），手动混匀 15s，室温放置 3min。

（3）4℃，12 000*g* 离心 15min。样品分为三层：上层无色水相、中间层和下层粉色有机相，RNA 存在于上层水相中，水相体积约为 TRIzol 试剂用量的 60%。

（4）吸上层水相（400～600μl）到新 EP 管中。每使用 1ml TRIzol 试剂加入 0.5ml 异丙醇沉淀水相中的 RNA，轻颠倒混匀，室温放置 10min。

（5）4℃，12 000*g* 离心 10min，离心后在管侧和管底可见凝胶样沉淀，即为所需 RNA。

（6）弃上清，加入 75%乙醇洗涤 RNA 沉淀，漩涡混合。每使用 1ml TRIzol 试剂至少加 1ml 75%乙醇。

（7）4℃，7 500*g* 离心 5min，弃上清。

（8）室温倒置干燥 RNA 沉淀 5～10min，加入 25～100μl 无 RNase 的水（DEPC 水），用枪头吸打几次（65℃促溶 10～15min）。随后将提取好的 RNA 进行琼脂糖凝胶电泳分析其完整性，取适量 RNA，将其与上样缓冲液充分混合，点样于事先配制的琼脂糖凝胶点样孔中，电压为 120V，电流为 60mA，电泳 45～60min。在凝胶成像系统或紫外透视仪下观察结果。用紫外分光光度计测浓度，-70℃保存。

2. RT-PCR

（1）cDNA 的合成：采用 TaKaRa PrimeScript™ RT reagent Kit（Perfect Real Time）合成 cDNA，按下列组分配制 RT 反应液。

5×Prime Script Buffer	4μl
逆转录酶	1μl
Oligo dT Primer，50μmol/L	1μl
Random 6mers，100μmol/L	1μl
总 RNA	1μg
DEPC 水	补齐至 20μl
总计	20μl

逆转录反应条件为 37℃，15min；85℃，5s；4℃，保温。

（2）进行 PCR：按下列组分配制反应液（0.2ml PCR 反应管）。

10×Buffer	2.5μl
50mmol/L MgSO₄	1.0μl
10mmol/L dNTP	0.5μl
Taq DNA 聚合酶	0.5μl（2U）
cDNA	2.0μl
正向引物（10μmol/L）	1.0μl
反向引物（10μmol/L）	1.0μl
双蒸水	16.5μl
总计	25μl

PCR 反应条件如下：①94℃，2min；②94℃，30s；55℃，30s；72℃，30s，共进行 30 个循环；③72℃，7min；④4℃，保温。

3. **产物的电泳和结果的测定**　根据产物长度制作相应浓度的琼脂糖凝胶，取适量 PCR 产物，将其与上样缓冲液充分混合，点样于事先配制的琼脂糖凝胶点样孔中，电压为 120V，电流为 60mA，电泳 45～60min。在凝胶成像系统或紫外透视仪下观察结果。

【结果分析】

1. 将提取好的 RNA 进行琼脂糖凝胶电泳，核糖体 RNA 带位于 5kb（28S）和 2kb（18S）左右，低分子量 RNA 位于 0.1～0.3kb（5S）。结果分析见图 4-1。进行 RNA 浓度测量时，其 A_{260}/A_{280} 比值 ≥ 1.8。

2. 将 RT-PCR 的样本进行凝胶电泳，结果分析见图 4-2。

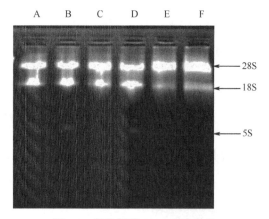

图 4-1　提取好的 RNA 电泳图片

A～F. RNA 条带

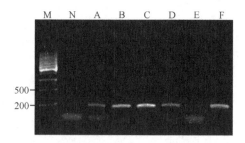

图 4-2　RT-PCR 产物的电泳图片

M. DNA marker；N. 阴性对照；A～F. RT-PCR 产物

【注意事项】

1. RNA 沉淀完全干燥会导致其可溶性降低。对于含 RNA 酶很高的组织，如胰腺、肾等，可用 100% 去离子甲酰胺溶解沉淀，-80℃保存。

2. 实验过程需佩戴手套和口罩，实验所需的 Tip 头、EP 管等耗材需要以 DEPC 进行处理，以确保无 RNA 酶污染。

【思考题】

1. 如何判断 RNA 的完整性？
2. 导致 RNA 降解的情况有哪些？

（陈 艳 佘菲菲）

实验五 实时荧光定量 PCR

【实验目的】 掌握实时荧光定量 PCR 的基本原理，熟悉实验的操作方法和结果分析。

【实验原理】 实时荧光定量 PCR 是指在 PCR 反应体系中加入荧光标记，使用实时荧光定量 PCR 仪，利用荧光强度随着 PCR 产物的积累而增加来实时监控 PCR 反应进程，并通过分析软件对模板样品含量进行定量或定性分析。荧光标记包括探针类和非探针类两种。探针类荧光标记包括 TaqMan 和分子信标，这类荧光标记的特点是探针与靶基因序列特异性匹配，能较准确地反映模板中靶基因的含量。非探针类荧光标记，如 SYBE Green 荧光染料，可结合到 DNA 双螺旋的小沟，结合上的染料可发出荧光信号，未结合的染料无法发出荧光信号，随着 PCR 产物的增多，荧光信号越来越强，此类荧光标记的特点是通用性高，使用方便，无须根据靶基因的不同来专门设计，缺点是特异性不如探针类荧光标记。本次实验采用非探针类荧光标记。

【实验材料】 PCR 引物、cDNA 模板、实时荧光定量 PCR 试剂盒（含 SYBE Green 荧光染料的预混 PCR 反应液、Rox 参考染料）、双蒸水。Rox 参考染料用以校正实时荧光定量 PCR 仪孔与孔之间产生的荧光信号误差。

【实验仪器】 实时荧光定量 PCR 仪、实时荧光定量 PCR 八连管、移液器、Tip 头。

【实验方法】

1. 使用实时荧光定量 PCR 试剂盒配制反应体系，每份样品每种靶基因（包括内参基因）做 3 个复孔。体系如下表：

2×PreMix	10µl
Forward Primer（10µmol/L）	0.4µl
Reverse Primer（10µmol/L）	0.4µl
50×Rox	0.4µl
cDNA	1µl
双蒸水	7.8µl
总计	20µl

2. 将配制好的 PCR 反应体系放入实时荧光定量 PCR 仪开始实验，反应条件：①预变性 95℃ 30s；②95℃ 5s，60℃ 10s，40 个循环；③溶解曲线。

【结果分析】

1. **结果分析原理** 实时荧光定量 PCR 进程分为荧光背景信号期、荧光信号指数扩增期和平台期。指数扩增期的 PCR 产物含量与模板 DNA 初始含量存在定量关系，因此选择指数扩增期来计算分析结果。在指数扩增期，首先需要设定一个荧光阈值（threshold, t），一般来说阈值为 3~15 个循环荧光信号标准差的 10 倍。Ct 值是指荧光强度达到阈值时所需要的循环数（cycle, C）（图 5-1）。每个样本的 Ct 值与样本中模板初始含量的对数呈线性关系，初始含量越高，Ct 值越小。

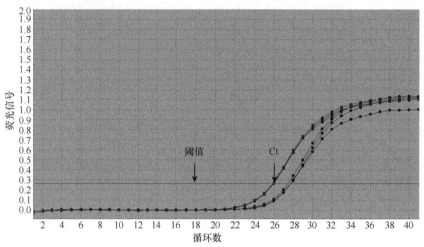

图 5-1　阈值和 Ct 值的示意图

2. 计算方法

（1）绝对定量：用已知浓度的标准品制作标准曲线，横坐标为基因拷贝数的对数，纵坐标为 Ct 值，利用样本的 Ct 值在标准曲线上计算其起始拷贝数。

（2）相对定量

a. 用内参基因的 Ct 值归一靶基因的 Ct 值，取 3 个重复孔的 Ct 值：

$$\Delta Ct（test）= Ct（target，test）-Ct（ref，test）$$

$$\Delta Ct（calibrator）= Ct（target，calibrator）-Ct（ref，calibrator）$$

b. 用对照样本的 ΔCt 值归一实验样本的 ΔCt 值：

$$\Delta\Delta Ct=\Delta Ct（test）-\Delta Ct（calibrator）$$

c. 计算表达水平比率：

$$2^{-\Delta\Delta Ct}=\text{表达量的比值}$$

test. 实验组；calibrator. 对照组；ref. 内参基因；target. 靶基因。

该方法无须制作标准曲线，但前提是目标基因和内参基因的扩增效率相等（接近 100%），且相对偏差不超过 5%。

【注意事项】

1. 所有试剂放冰上操作，配制反应体系时应避免强光直射。

2. 实验过程需使用无污染的 Tip 头和八连管，需避免污染。

3. 管子不要做记号，戴上干净 PE 手套盖管子。

【思考题】

1. 探针和非探针类荧光标记的发光原理及其区别是什么？

2. 什么是 Ct 值，如何用 Ct 值进行相对定量？

（陈　艳　林嘉成）

第二章 蛋白质技术

实验六 酶联免疫吸附试验

免疫标记技术（immunolabelling technique）是在经典免疫血清学反应的基础上，采用荧光素、酶、放射性同位素、胶体金、生物素等物质标记抗体或抗原后，进行抗原-抗体反应，通过检测标记物来测定未知抗原或抗体的一种方法。通过标记物的"示踪"及"放大"效应，免疫标记技术可显示常规血清学反应无法观察的微量抗原-抗体反应，既可对液体中的微量抗原或抗体进行定性或定量检测，亦可结合免疫组织化学技术在细胞、亚细胞水平上对抗原或抗体进行定性或定位分析。根据所用标记物的不同，免疫标记技术主要可分为免疫荧光技术、免疫酶标技术、放射免疫技术等。本节主要介绍免疫酶标技术。免疫酶标技术（immunoenzymatic technique）是一种用酶标记抗体或抗原，检测特异性抗原或抗体的免疫标记技术，它将抗原-抗体反应的特异性与酶的高效催化作用有效结合起来，以酶作为标记物，显示抗原与抗体的特异性结合，并通过检测酶催化底物形成有色产物来对抗原或抗体进行定性或定量检测。常用作标记物的酶有辣根过氧化物酶（horseradish peroxidase，HRP）、碱性磷酸酶（alkaline phosphatase，ALP）、β-半乳糖苷酶（β-galactosidase，β-gal）、葡糖氧化酶（glucose oxidase，GOD）等。酶联免疫吸附试验（enzyme linked immunosorbent assay，ELISA）是免疫酶标技术最典型、应用最广泛的一种方法。

【实验目的】

1. 掌握 ELISA 的原理及基本操作方法。

2. 熟悉 ELISA 的主要方法及应用。

【实验原理】 ELISA 既可用于检测抗体，也可用于检测抗原。根据检测目的和操作步骤不同，可分为直接法、间接法、双抗体夹心法、竞争抑制法等，其中间接法、双抗体夹心法、竞争法为常用的三种方法。

间接法是测定抗体最常用的方法，基本原理是将已知抗原吸附于固相载体上，然后加入待测标本，若标本中含有相应的特异性抗体（待测抗体），即与固相上的抗原结合形成抗原-抗体复合物，然后加入酶标抗抗体，最后加底物显色（图6-1）。此种方法可作多种人的传染病、寄生虫病及其他疾病的血清学诊断。

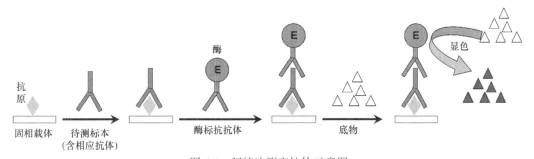

图 6-1 间接法测定抗体示意图

双抗体夹心法（图6-2）的基本原理是先将已知抗体吸附在固相载体上，加入待测标本，若待测标本中含有相应待测抗原，即与固相载体上已知抗体结合，再加入待测抗原特异的酶标抗体，洗涤，除去未结合的酶标抗体，加底物显色。包被抗体和酶标抗体可以是针对待测抗原分子中相同或不同的抗原决定簇的抗体。该方法适用于检测血清、脑脊液、胸腹水等各种液相中的可溶性抗原，但仅适用于多价大分子抗原的测定，而不能用于测定半抗原等小分子物质。

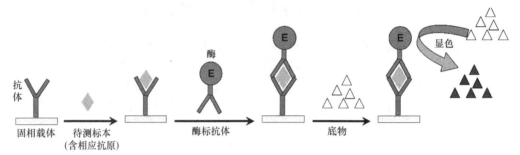

图 6-2　双抗体夹心法测定抗原示意图

竞争抑制法可用于抗原和半抗原的定量测定，也可用于测定抗体。以检测抗原为例，先用已知的抗体吸附于固相载体上，加入酶标记的标准抗原及待测的同种抗原，待测抗原含量越高，酶标记的抗原与抗体结合就越少，洗涤后，加入底物，此时的显色反应就越弱。

近年来，ELISA 的方法学不断改进和衍化，常见方法有生物素-亲和素系统-ELISA（BA-ELISA）、斑点（dot）-ELISA、酶联免疫斑点试验（enzyme-linked immunospot assay，ELISPOT assay）、斑点酶免疫渗滤试验、捕捉法检测特异性 IgM 等，其中，BA-ELISA 是在常规 ELISA 基础上，以生物素-亲和素系统（biotin-avidin system，BAS）标记抗体，利用生物素与亲和素间的高度放大作用，而建立起来的一种具有更高"放大"效应的检测系统（图 6-3）。生物素易与多种蛋白质（如抗体、酶等）分子中相应基团偶联，形成生物素化大分子。亲和素由四条相同的肽链构成，每条肽链均可结合一个生物素。结合了酶的亲和素分子与结合有特异性抗体的生物素分子产生反应，既起到了多级放大作用，又由于酶在遇到相应底物时的催化作用而呈色，达到检测未知抗原（或抗体）分子的目的。

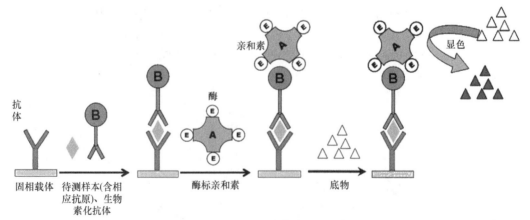

图 6-3　BA-ELISA 法检测抗原示意图

【实验材料】

1. **双抗体夹心法检测血清 HBsAg**　羊抗 HBsAg IgG、1% BSA、HRP-羊抗 HBsAg IgG、被测血清、pH9.6 包被缓冲液、pH7.2 PBS-Tween 20 稀释缓冲液、pH7.4 Tris-HCl 洗涤缓冲液、2mol/L H_2SO_4 溶液、四甲基联苯胺（TMB）。

2. **间接法检测鼠抗脂多糖**（lipopolysaccharide，LPS）IgG 细菌 LPS、pH9.6 0.05mol/L 碳酸盐包被缓冲液、1% BSA、待测小鼠血清、鼠抗 LPS（IgM）血清、非 LPS 特异性鼠 IgM 血清、pH7.4 PBS-Tween 20 稀释缓冲液、羊抗鼠 IgG-HRP、2mol/L H_2SO_4、邻苯二胺（OPD）。

3. **BA-ELISA 法定量检测人血清 TNF-α** 人血清样本、空白对照、标准品（1600pg/ml）、标准品稀释缓冲液、生物素标记的抗 TNF-α 抗体、链霉亲和素-HRP、洗涤缓冲液、H_2O_2、TMB、终止液、样本稀释液。

【实验仪器】 96 孔聚苯乙烯微量反应板（酶标板）（图 6-4）、酶标板盖、湿盒、37℃温箱、微量加样器、吸水纸、振荡器、酶标仪。

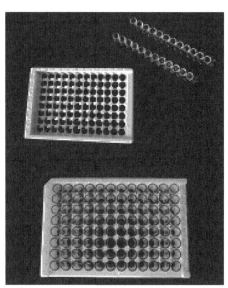

图 6-4 96 孔透明平底可拆卸酶标板

酶标板为 ELISA 试验吸附抗原或抗体的固相载体支持物。酶标板根据其孔数可以分为 16 孔板、48 孔板和 96 孔板。一般常用 96 孔板

【实验方法】

1. **双抗体夹心法检测血清 HBsAg**

（1）抗体包被：在酶标板孔内用微量加样器加入用包被缓冲液稀释的抗 HBsAg 0.1ml，将反应板置于有盖湿盒中，然后将湿盒置于 2～10℃过夜或在 37℃保温 2h。移去包被液，加洗涤液静置 3～5min 后甩去洗涤液，用吸水纸拍干，洗涤 3 次。

（2）封闭：各孔加入 0.1ml 1% BSA 封闭，37℃封闭 30min，移去封闭液，用 Tris-HCl 洗涤液（pH7.4）冲洗 3 次。

（3）加被测血清：用 pH7.4 PBS-Tween 20 稀释缓冲液将被测血清作 1∶10 稀释，每份标本加 2 孔，0.1ml/孔，37℃孵育 2h 后，洗涤 3 次，洗涤方法同步骤 1 中操作。另设阳性对照孔、阴性对照孔各 2 孔。

（4）加酶标抗体：用 pH7.4 PBS-Tween 20 稀释缓冲液稀释酶标抗体（1∶2000），每孔加稀释后酶标抗体 0.1ml，置 37℃孵育 2h 后，洗涤 3 次，除去未结合的酶标抗体。

（5）显色：每孔加入 0.1ml 新鲜配制的底物溶液，室温静置 10～15min，每孔加入 0.05ml 2mol/L H_2SO_4 溶液终止反应。

（6）测定：用酶标仪在 450nm 波长处测定各孔的 OD 值，进行结果分析与判定。

2. **间接法检测鼠抗 LPS IgG**

（1）LPS 包被：向微量反应板孔内用微量移液管加入用 pH9.6 0.05mol/L 碳酸盐包被缓冲液稀释的 LPS，每孔加 0.1ml，将反应板置于有盖湿盒内，4℃过夜，移去包被缓冲液。

（2）封闭：各孔加入 0.1ml 1% BSA 封闭，37℃封闭 30min，移去封闭液，用洗涤液冲洗 3 次。

（3）加待测血清：待测血清用 pH7.4 PBS-Tween 20 稀释缓冲液作 3 个稀释度（1∶200、1∶400、1∶800）后加入孔中，每份稀释样品各加 2 孔，每孔加 0.1ml。需同时各做 2 份阳性对照孔、阴性对照孔及空白对照孔。37℃静置 2h 后洗涤 3 次。

（4）加酶标二抗：加入用 pH7.4 PBS-Tween 20 稀释缓冲液稀释的羊抗鼠 IgM-HRP，每孔加 0.1ml，37℃静置 1h 后洗涤 3 次。

（5）显色：同上述 1.（5）。

（6）测定：用酶标仪在 450nm 波长处测定各孔的 OD 值，进行结果分析与判定。

3. BA-ELISA 定量检测人血清 TNF-α

（1）按 1∶1 稀释待测样本（血清）：取 100μl 待测血清加入 100μl 样本稀释液中。

（2）倍比稀释标准品：用标准品稀释缓冲液按 1∶2、1∶4、1∶8、1∶16、1∶32 稀释标准品。

（3）加样：①取稀释后的不同浓度标准品加入反应孔内，50μl/孔（每个稀释度设 2 复孔），取稀释后的待测样品加入反应孔内，50μl/孔（设 2 复孔），同时设立空白对照孔。②各反应孔内立即加入生物素标记的抗 TNF-α 抗体，50μl/孔。盖上膜板，轻轻振荡混匀，37℃温育 1h。

（4）甩去孔内液体，每孔加满洗涤缓冲液，振荡 30s，甩去洗涤缓冲液，用吸水纸拍干。重复此操作 3 次。

（5）每孔加入 60μl 链霉亲和素-HRP，轻轻振荡混匀，37℃温育 30min。

（6）甩去孔内液体，每孔加满洗涤缓冲液，振荡 30s，甩去洗涤缓冲液，用吸水纸拍干。重复此操作 3 次。

（7）每孔加入 H_2O_2 及 TMB 各 50μl，轻轻振荡混匀，37℃避光温育 10min。

（8）取出酶标板，迅速加入 50μl 终止液。

（9）用酶标仪在 450nm 波长处测定各孔的 OD 值。

【结果分析】　可用肉眼判读结果，以+、++、+++、++++表示阳性（黄色）强弱。阴性对照孔接近无色。凡显色≥++或色泽深于阴性对照孔的血清可判断为阳性，也可用酶标仪检测有色产物吸光度 OD 值进行定量测定。以吸光度 OD 值为纵坐标（Y），相应的标准品浓度为横坐标（X），制作标准曲线，样品中待测物质的含量可根据其 OD 值由标准曲线换算得出。

【注意事项】

1. 包被缓冲液、洗涤液、稀释液等可提前配制，于冰箱中短期保存，使用前观察是否变质。蒸馏水应使用新鲜重蒸馏的双蒸水，不合格的蒸馏水可使空白值升高。

2. 标本和酶标抗体的稀释液应按规定配制。

3. 加样量应力求准确，加样时应将液体加在孔底，避免加在孔壁上，并避免出现气泡。

4. ELISA 操作需要一定温度温育，可用水浴箱或保温箱。为避免液体蒸发，酶标板应加盖或放置于湿盒中。

5. 洗涤的目的是洗去反应液中没有与固相抗原或抗体结合的物质及在反应过程中非特异性吸附于固相载体的干扰物质，所以洗涤液和稀释液中加入 Tween20，可尽量避免非特异性吸附。一般洗涤 3~4 次，每次 3min。如洗涤不彻底，将使空白值升高，甚至出现假阳性结果。

6. 实验中应设立空白对照孔、阴性对照孔、阳性对照孔。

【试剂配方】

1. 0.05mol/L pH 9.6 碳酸盐缓冲液（包被液）　Na_2CO_3 1.59g、Na_2HCO_3 2.93g、NaN_3 0.2g，加蒸馏水至 1000ml 溶解后，4℃保存备用，不超过 2 周。

2. pH7.4 Tris-HCl 洗涤缓冲液　Tris 2.42g，用蒸馏水溶解后，用 1mol/L HCl 调节 pH 至 7.4，再加 Tween20 0.5ml，加蒸馏水至 1000ml，4℃冰箱保存。

3. pH7.4 PBS-Tween 20 稀释缓冲液　NaCl 8.8g、$Na_2HPO_4 \cdot 12H_2O$ 2.9g、KCl 0.2g、Tween 20 0.5ml、NaN_3 0.2g、BSA 1.0g，蒸馏水加至 1000ml，4℃冰箱保存。

4. 底物溶液　需在使用前配制，并避光保存待用。须先配成 pH5.0 磷酸盐——枸橼酸盐缓冲液：0.2mol/L Na_2HPO_4 28.4g/L（或 $Na_2HPO_4 \cdot 12H_2O$ 71.63g/L）25.7ml、0.1mol/L 枸橼酸 19.2g/L（或 $C_6H_8O_7 \cdot H_2O$ 21.02g/L）24.3ml、双蒸水 50.0ml，于上述 100ml 缓冲液中加入 40mg OPD 溶

解后，再加入 30% H_2O_2 0.15ml。

5. 2mol/L H_2SO_4　取浓硫酸 11ml 加入 89ml 蒸馏水中混匀。

（韩艳非　章　涛）

实验七　蛋白质定量分析

蛋白质的定量主要依靠蛋白质本身的发色基团，或与其他显色剂反应产生的紫外线吸收来进行。目前常用的蛋白质定量方法主要有紫外线吸收法、考马斯亮蓝法（又称 Bradford 法）及二辛可酸法等。

【实验目的】　了解蛋白质定量的基本原理和主要方法。掌握 BCA 法。

【实验原理】　紫外线吸收法测定蛋白质的原理是：蛋白质分子常含有酪氨酸、色氨酸、苯丙氨酸等苯环结构，在 280nm 波长处有最大吸收峰值，光吸收值与蛋白质浓度成正比，故 280nm 波长吸收值大小可用作蛋白质含量测定。紫外线吸收法测定蛋白质的优点是迅速、简便、不消耗样品及低浓度盐类不干扰测定；缺点是准确度较差，嘌呤、嘧啶、核酸等容易干扰测定。

由 Bradford 建立的 Bradford 法，是根据蛋白质与染料相结合的原理设计的。考马斯亮蓝 G250 染料在游离状态下呈棕红色，在酸性条件下能与蛋白质结合，使染料的最大吸收峰值从 465nm 变成 595nm，溶液颜色由棕红色变为蓝色，其光吸收值与蛋白质含量成正比，因此可用于蛋白质的定量测定。Bradford 法试剂配制简单，操作简便快捷，反应非常灵敏，可测定微克级蛋白质含量，是一种常用的微量蛋白质快速测定方法，但若样品中含有色素、蛋白变性剂（尿素、硫脲）和去垢剂（SDS）等会造成明显干扰。

二辛可酸（bicinchoninic acid，BCA）法测定蛋白质的原理是：二价铜离子在碱性的条件下可以被蛋白质还原成一价铜离子，即双缩脲反应（biuret reaction），一价铜离子和独特的 BCA 试剂 A（含有 BCA）相互作用产生敏感的颜色反应。两分子的 BCA 螯合一个铜离子，形成紫色的反应复合物，该水溶性的复合物在 562nm 处显示强烈的吸光性，吸光度和蛋白质浓度在广泛范围内有良好的线性关系，并与标准曲线对比，因此根据吸光值可以推算出蛋白质浓度。BCA 法灵敏度高，操作简单，试剂及其形成的颜色复合物稳定性好，并且受去垢剂等物质的影响小。

【实验材料】

1. 试剂 A　含 1% BCA 二钠盐溶液、2%无水碳酸钠溶液、0.16%酒石酸钠溶液、0.4% NaOH 溶液、0.95%碳酸氢钠溶液，将上述液体混合后调 pH 至 11.25。

2. 试剂 B　4%硫酸铜溶液。

3. BCA 工作液　按 50 体积试剂 A 加 1 体积试剂 B（50∶1），配制适量 BCA 工作液，充分混匀。

4. 蛋白质标准液　配制储存液，准确称取 50mg BSA，溶于 10ml 蒸馏水或 PBS 中，即为 5mg/ml 的蛋白质标准液储存液。工作液，取储存液 10μl 稀释至 100μl，使终浓度为 0.5mg/ml。

5. 待测样品。

【实验仪器】　参见图 7-1。酶标仪是分光光度计的另一种形式。光电检测器将待测标本不同而强弱不同的光信号转换成相应的电信号，电信号经前置放大、对数放大和模数转换等信号处理后送入微处理器进行数据处理和计算。

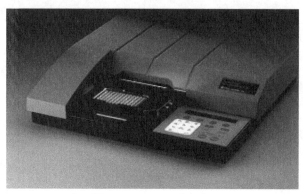

图 7-1 ELX800 酶标仪

【实验方法】

1. 参照表 7-1 配制蛋白质溶液。

表 7-1 蛋白质溶液的配制

标准品浓度（μg/μl）	标准品（μl）	稀释标准品的溶液（μl）	样品（μl）	稀释标准品的溶液（μl）
0	0	20	1	19
0.5	1	19	1	19
1.0	2	18	1	19
2.0	4	16	1	19
4.0	8	12	1	19
6.0	12	8	1	19
8.0	16	4	1	19
10.0	20	0	1	19

2. 各孔加入 200μl BCA 工作液，37℃培养箱放置 15～30min。用酶标仪 562nm 波长检测吸收值，根据标准曲线计算出蛋白质浓度。使用温箱孵育时，应注意防止因水分蒸发影响检测结果。

【实验结果】 参见图 7-2。

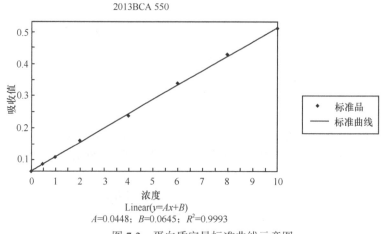

图 7-2 蛋白质定量标准曲线示意图

【注意事项】

1. 要考虑样品中可能会干扰蛋白质定量的因素，以此确定合适的蛋白质定量方法。

2. 每种蛋白质定量方法都有一定的检测范围，因此需要估计蛋白质含量并进行适当的稀释，以确保蛋白质含量在测量范围内，保证定量的准确性。

3. 为了保证定量的准确性，应在每次测定时绘制新的标准曲线。因为 BCA 法测定时显色会随着时间的延长不断加深，并且显色反应的速度和温度有关，除非精确控制显色反应的时间和温度，否则需要每次重新绘制标准曲线。

【思考题】

1. BCA 法测定蛋白质的原理是什么？

2. 除文中介绍的蛋白质定量方法以外，还有哪些蛋白质定量方法，其原理及其优缺点是什么？

（吴云丽　陈婉南）

实验八　蛋白质印迹法

蛋白质印迹法（Western blot，WB）是将电泳分离后的细胞或组织总蛋白质从凝胶转移到固相支持物硝酸纤维素（nitrocellulose，NC）膜或聚偏氟乙烯（polyvinylidene fluoride，PVDF）膜上，然后用特异性抗体检测某种特定抗原的方法，现已被广泛应用于基因在蛋白质水平的表达研究、抗体活性检测和疾病早期诊断等多个方面。

【实验目的】　了解和掌握 Western blot 检测目的蛋白表达的基本原理，掌握具体操作步骤和注意事项。

【实验原理】　Western blot 采用聚丙烯酰胺凝胶电泳，被检测物是蛋白质，"探针"是抗体，"显色"用标记的二抗。经过聚丙烯酰胺凝胶电泳（polyacrylamide gel electrophoresis，PAGE）分离的蛋白质样品，被转移到固相载体（NC 膜或 PVDF 膜）上，固相载体以非共价键形式吸附蛋白质，且能保持电泳分离的多肽类型及其生物学活性不变。以固相载体上的蛋白质或多肽作为抗原，与对应的抗体（一抗）进行免疫反应，再与酶或同位素标记的二抗进行反应，经过底物显色或放射自显影来检测电泳分离的特异性目的蛋白。

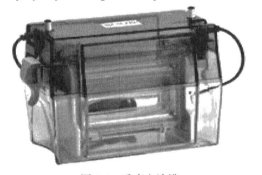

图 8-1　垂直电泳槽
垂直电泳槽应用于生物学研究中，用于核酸、蛋白质样品的分离、纯化、制备等

【实验材料】　抗体、滤纸、各种试剂。

【实验仪器】　电泳槽（图 8-1）、电转仪（湿式转印仪、半干转印仪等）（图 8-2、图 8-3）。

【实验方法】

1. 收集蛋白质样品

（1）贴壁细胞总蛋白的提取

1）倒掉培养液，并将 6cm 培养皿倒扣在吸水纸上，吸干残余培养液。

2）每皿细胞加 3ml 4℃预冷的 PBS（0.01mol/L，pH 7.4）。平放轻轻摇动 1min 洗涤细胞，然后弃去 PBS。重复以上操作两次。将 PBS 弃净后把培养皿置于冰上。

3）按 1ml RIPA 裂解液加 10μl PMSF（100mmol/L），配制含 PMSF 的裂解液，摇匀置于冰上（PMSF 要摇匀至无结晶时才可与 RIPA 裂解液混合）。

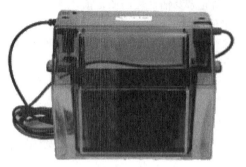 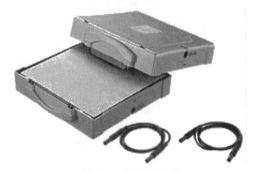

图 8-2　湿式转印仪

湿式转印仪是将蛋白质样品转移到固相载体（如 NC 膜、PVDF 膜）上的装置，需要电转液较多

图 8-3　半干转印仪

半干转印仪是将蛋白质样品转移到固相载体（如 NC 膜、PVDF 膜）上的装置，需要电转液较少

4）每皿细胞加 400μl 含 PMSF 的裂解液，于冰上裂解 30min，为使细胞充分裂解，培养皿要经常来回摇动。

5）裂解完成后，用干净的细胞刮将细胞刮于培养皿的一侧（动作要快），然后用移液枪将细胞碎片和裂解液移至 1.5ml 离心管中（整个操作尽量在冰上进行）。

6）4℃，12 000g，离心 5min（提前开离心机预冷）。

7）将离心后的上清分装转移到 1.5ml 的离心管中，–20℃保存。

（2）组织中总蛋白的提取

1）把组织剪切成细小的碎片。

2）融化 RIPA 裂解液，混匀。取适量的裂解液，在使用前加入 PMSF，使 PMSF 的最终浓度为 1mmol/L。

3）按照每 20mg 组织加入 150～250μl 裂解液的比例加入裂解液（如果裂解不充分可以适当添加更多的裂解液，如果需要高浓度的蛋白样品，可以适当减少裂解液的用量）。

4）用玻璃匀浆器匀浆，直至充分裂解。

5）充分裂解后，10 000～14 000g 离心 3～5min，取上清，即可进行后续的 SDS-PAGE、Western blot 操作。

6）如果组织样品本身非常细小，可以适当剪切后直接加入裂解液裂解，通过强烈震荡使样品裂解充分，然后同样离心取上清，用于后续实验。直接裂解的优点是比较方便，不必使用匀浆器，缺点是不如使用匀浆器裂解充分。

（3）蛋白质浓度测定（参考实验七）：收集完蛋白质样品后，为确保每个蛋白质样品的上样量一致，需要测定每个蛋白质样品的浓度。根据所使用裂解液的不同，需要采用不同的蛋白质浓度测定方法，因为不同的蛋白质浓度测定方法对于一些去垢剂和还原剂等的兼容性差别很大。

2. SDS-PAGE　将制胶玻璃板洗净晾干并装配好。配制 15% SDS-PAGE 分离胶，混匀后加于两块长短配套玻璃板的中间，使液面高度约 4.5cm，轻轻加入水，覆盖胶面，室温静置 30min，待胶充分凝固后，弃去水。配制 5% 的浓缩胶，混匀后加于分离胶之上，灌至玻璃板最高处，插入梳子，室温再次放置 40min，待胶完全凝固后拔去梳子，用 1×SDS-PAGE 电泳缓冲液（25mmol/L Tris，192mmol/L Glycine，1% SDS）冲洗上样孔后备用。将制备好的胶固定在电泳槽内，加 1×SDS-PAGE 电泳缓冲液后，将样本加入上样孔，每份样本上样量均为 30μg 蛋白质，以 110V 恒压的条件，电泳至溴酚蓝指示剂刚好出胶后，停止电泳。

3. Western blot　SDS-PAGE 结束后，将凝胶从两块玻璃板中小心取出，去除浓缩胶，留下分离胶；将 NC 膜或 PVDF 膜及滤纸裁剪成与分离胶大小一致，PVDF 膜使用前需要浸泡于无水甲醇 5min；将裁好的滤纸、分离胶、NC 膜或已处理好的 PVDF 膜及转膜装置配备的海绵垫置于 1×转膜缓冲液中，按海绵、滤纸、分离胶、NC 膜或 PVDF 膜、滤纸、海绵的顺序组装好放入转印槽，靠分离胶的一面接负极、靠 NC 膜或 PVDF 膜的一面接正极，加入 1×转膜缓冲液，以 110V 恒压、冰浴条件下进行电转，用电转膜装置将胶上的蛋白质转移至 NC 膜或 PVDF 膜上。

4. 膜的封闭、抗体孵育　转膜结束后，配制封闭液（1×TBS 加入 5% BSA 和 0.4% Tween 20，pH7.6），将膜置于封闭液中，室温封闭 2h 以去除非特异性的结合位点；封闭后，将膜装入封闭袋内，分别加入待检测蛋白质的特异性抗体进行 4℃孵育过夜。膜与一抗孵育过夜后，取出放入洗膜液（含 0.4% Tween 20 的 1×TBS，pH7.6）中，摇床上快速转动洗膜 3 次；再分别加入 ALP 或 HRP 等标记的相应二抗，室温孵育 2h，洗膜 3 次，方法同上。

5. 膜与底物的反应、结果的判断　加入 ALP 或 HRP 的化学发光底物，室温下与膜反应 5min 后，暗室中用 X 线片曝光显影获得目的蛋白条带。用 ImageScanner 成像系统扫描蛋白条带，用 Quantity One 软件分析蛋白条带的灰度值。各组蛋白条带的灰度值均是相对于内参条带的灰度值标准化后的相对值。

【实验结果】　参见图 8-4。

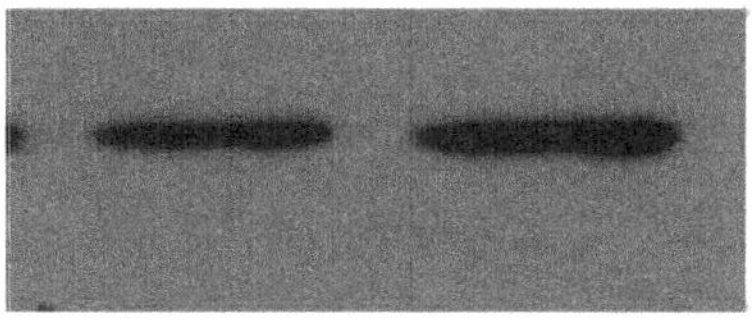

【注意事项】

1. 勿用手直接接触膜，禁用有齿的镊子夹取膜。

2. 为获得高信号、低背景的结果，要优化最适的抗体浓度。

3. 孵育膜的各种溶液体积必须足够覆盖住膜；孵育时将膜置于摇床上温和摇动；洗涤的体积必须充足。

图 8-4　Western bolt 检测 HepG2 和 HeLa 细胞株中 β-肌动蛋白的表达

【思考题】

1. Western blot 检测目的蛋白质的原理是什么？

2. 为什么要对膜进行封闭处理？如果不进行封闭处理会导致什么样的结果？

【试剂配方】

1. RIPA 裂解液　Tris-HCl 溶液（pH7.2）50mmol/L、NaCl 溶液 150mmol/L、SDS 溶液 0.1%、DOC 溶液 0.5%、NP-40 溶液 1%、EDTA 溶液 2mmol/L、NaF 溶液 50mmol/L，用前加入 PMSF 至终浓度 1mmol/L。

2. 0.01mol/L PBS（pH7.4）　NaCl 溶液 8.0g/L、KCl 溶液 0.2g/L、Na_2HPO_4 溶液 1.44g/L、KH_2PO_4 溶液 0.24g/L、双蒸水 950ml，加双蒸水至 1L，调节 pH 到 7.4。高压灭菌，4℃保存。

3. 3×上样缓冲液　Tris-HCl 溶液（pH6.8）0.08mol/L、SDS 溶液 2%、甘油溶液 10%、β-巯基乙醇溶液 5%、溴酚蓝溶液 2%。

4. 电泳缓冲液　Tris 碱溶液 25mmol/L、Glycine 溶液 192mmol/L、SDS 溶液 1%。

5. 电转缓冲液　Tris 碱溶液 25mmol/L、Glycine 溶液 192mmol/L、甲醇溶液 20%（V/V）。

6. SDS-PAGE 胶　配方参见表 8-1。

表 8-1 SDS-PAGE 胶配方

分离胶（15%）		浓缩胶（5%）	
成分	用量	成分	用量
1.5mol/L Tris-HCl（pH 8.8）	3.80（ml）	1.0mol/L Tris-HCl（pH 6.8）	0.38（ml）
10% SDS	150（μl）	10% SDS	30（μl）
30% Arc-Bis	7.5（ml）	30% Arc-Bis	0.50（ml）
双蒸水	3.40（ml）	双蒸水	2.10（ml）
10% ALP	150（μl）	10% ALP	30（μl）
TEMED	6（μl）	TEMED	3（μl）
总计	15（ml）	总计	3（ml）

（吴云丽　林　旭）

实验九　双向电泳

双向电泳是将样品电泳后，在第一次电泳的垂直方向再进行一次电泳的方法。目前，蛋白质双向电泳最常用的组合是：第一向等电聚焦，根据蛋白质等电点进行分离，第二向SDS-PAGE，根据相对分子质量分离蛋白质。经过两次分离后，通过凝胶上显示出的蛋白点可以获得蛋白质等电点和相对分子质量信息。

【实验目的】

1. 了解和掌握双向电泳的基本原理和主要方法。

2. 掌握主要操作步骤。

【实验原理】　第一向等电聚焦（isoelectric focusing，IEF）包括载体两性电解质 pH 梯度或固相 pH 梯度。等电聚焦是在凝胶柱中加入一种称为两性电解质载体（ampholyte）的物质，从而使凝胶柱在电场中形成稳定、连续和线性 pH 梯度。蛋白质在不同的 pH 环境中带不同数量的正电荷或负电荷，只有在某一 pH 时，蛋白质的净电荷为零，此 pH 即为该蛋白质的等电点（isoelectric point，pI）。蛋白质在大于其等电点的 pH 环境中，带负电向电场的正极移动；蛋白质在小于其等电点的 pH 环境中，带正电向电场的负极移动；在环境 pH 等于蛋白质等电点时，蛋白质不带电，则不会在电场作用下继续移动。由于两性电解质在电场中形成了 pH 梯度且蛋白质的等电点不尽相同，等电聚焦就可以对蛋白质混合样品进行分离。蛋白质将按照它们各自的等电点大小在 pH 梯度某一位置进行聚集。

第二向 SDS-PAGE：单体丙烯酰胺和交联剂 N'，N-甲叉双丙烯酰胺，在催化剂存在的条件下，通过聚合交联形成聚丙烯酰胺凝胶，这提供了蛋白质泳动的三维空间凝胶网络。SDS 是一种阴离子表面活性剂，当向蛋白质溶液中加入足够量的 SDS 时，SDS 插入蛋白质，形成蛋白质-SDS 复合物。蛋白质-SDS 复合物都带上相同密度的负电荷而且它的量大大超过了蛋白质分子原来的电荷量，因而掩盖了不同种蛋白质间原有的天然的电荷差别。在构象上，蛋白质-SDS 复合物形成近似橄榄状的长椭圆棒，这样的蛋白质-SDS 复合物，在凝胶中的迁移就不再受蛋白质原来电荷和形状的影响，而移动的速度仅取决于相对分子质量的大小，从而使 SDS-PAGE 根据蛋白质的相对分子质量对蛋白质的混合物进行分离。相对分子质量小的蛋白质迁移速度快，相对分子质量大的蛋白质迁移速度慢。

【实验材料】　电泳槽、电泳盘、PAGE 胶、滤纸片、胶条、各种试剂。

【实验方法】

1. 样品制备

（1）组织蛋白质的提取

1）每 1ml 裂解液加入 40mmol/L DTT 溶液，10μl 100×PMSF 至完全溶解。取 100mg 肝组织，分次加液氮于研钵内研磨成粉末状，加入 1ml 裂解液吹打混匀。

2）将裂解后的蛋白质置于振荡器上，4℃ 快速振荡 2h。

3）4℃，40 000g 离心 1h。

4）吸取上清分装，冻存于−80℃。

（2）蛋白质定量：参照实验七的方法对提取的组织样品的总蛋白质进行定量。

2. 等电聚焦

（1）样品水化

1）每 1ml 裂解液加入 40mmol/L DTT 溶液，2% IPG 缓冲液和 1μl 1%溴酚蓝。

2）取 500μg 的蛋白质，与裂解液混合至总体积为 450μl。

3）将样品混合液加入样品盘内，取出胶条，室温平衡几分钟，胶面朝下，使样品混合液充分浸泡胶条（避免产生气泡）。

4）水化过夜。

（2）等点聚焦

1）将胶条从样品盘中取出，胶面朝上放置于电泳盘内。

2）胶条两端用湿润的滤纸片形成盐桥，在盐桥上架上电极。

3）每条胶条上覆盖 5ml 石蜡油。

4）电泳条件：100V 2h、1000V 1h、4000V 1h、8000V 1h、500V 16h。

3. SDS-PAGE

（1）胶条的平衡

1）将聚焦后的胶条置于平衡管内，每根胶条准备 20ml 平衡液，分成等体积的两份，一份加入 0.1g DTT，另一份加入 0.25g 碘乙酰胺。

2）胶条先加入含 DTT 的平衡液，平放于摇床上，15min，弃平衡液。

3）加入含碘乙酰胺的平衡液，平放于摇床上，15min。

（2）SDS-PAGE

1）将平衡后的胶条尽快置于 PAGE 胶上，使其与胶面接触，加入 0.5%低熔点琼脂 2ml（0.5g 低熔点琼脂糖溶于 100ml 电泳缓冲液），加入 50μl 的 1%溴酚蓝溶液，并避免胶条与 PAGE 胶之间形成大的气泡。

2）往电泳槽的上下槽内加入电泳缓冲液，接上电极，冷凝水，开通电源。

3）电泳条件：电泳 1h，1W/胶条×4 组=4W，12W/胶条×4 组=48W，电泳 4～6h。

4. 考马斯亮蓝染色 取下 PAGE 胶，用 20ml 考马斯亮蓝 R250 染色过夜。第 2 天用脱色液脱色 2～3 次至蛋白点清晰可见，背景透明。

【实验结果】 参见图 9-1。

【注意事项】

1. 提取组织样品时应保持 4℃ 操作，并加入蛋白酶抑制剂，防止蛋白质降解变性。

2. 甲醇有毒，能引起失明。

3. DTT 有很强的还原性，散发难闻的气味，可因吸入、咽下或皮肤吸收危害健康。当使用固体或高浓度储存液时，须戴手套和护目镜，并在通风橱中操作。

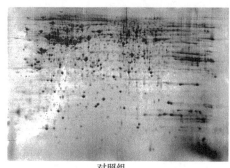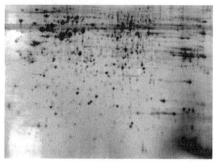

对照组　　　　　　　　　　　　　　实验组

图 9-1　微囊藻毒素-LR 对 HepG2 细胞的影响

HepG2 细胞用 1μg/ml 微囊藻毒素-LR 或对照溶剂处理 48h 后，采用双向电泳进行分离，并用考马斯亮蓝 R250 染色

【思考题】

1. 简述双向电泳的原理和简要步骤。

2. 哪些蛋白质不适合用双向电泳分离？

【试剂配方】

1. **裂解液**　Urea 7mol/L、Triourea 2mol/L、CHAPS 4%、Tris 40mmol/L。

2. **平衡液**　1.5mol/L Tris-HCl 溶液 50mmol/L（pH8.8）、Urea 溶液 6mol/L、Glycerol 溶液 30%、SDS 溶液 2%。

3. **SDS-PAGE 胶**（4 块）　30% Acr-Bis 溶液 131ml、pH 8.8 1.5mol/L Tris-HCl 溶液 79ml、双蒸水 78ml、10% SDS 溶液 3.15ml、10% ALP 溶液 2.7ml、TEMED 溶液 130μl。

4. **电泳液**（5L）　甘氨酸 72g、Tris 15g、SDS 5g，用双蒸水定容到 5L。

（林嘉成　陈　艳）

实验十　免疫共沉淀

免疫共沉淀（co-immunoprecipitation，Co-IP）是基于与某一特定蛋白质的生理性相互作用及抗体和抗原之间专一性结合的特点来研究蛋白质之间相互作用的经典方法，常用于确定两种目标蛋白在完整细胞内的结合，也可用于检测与某一特定蛋白质的新的作用蛋白。

【实验目的】

1. 熟悉免疫共沉淀的原理及应用。

2. 掌握免疫共沉淀的实验方法。

【实验原理】　利用抗原和抗体的特异性结合及细菌蛋白质 A/G 能够特异性地结合抗体（免疫球蛋白）的 Fc 片段这一特点，预先将蛋白质 A/G 结合在固化的免疫磁珠（如琼脂糖珠）上，使之与含有抗原 X 及其特异性抗体的溶液充分反应后，抗原 X-抗体复合物能够被免疫磁珠上的蛋白质 A/G 吸附，经离心后沉淀，达到与其他蛋白质抗原分离的目的（图 10-1）。细胞在非变性条件下裂解时，完整细胞内存在的蛋白质-蛋白质间的相互作用被保留下来，那么与蛋白质 X 结合的蛋白质 Y 也一起沉淀下来。通过蛋白质变性分离蛋白质 X 和蛋白质 Y，利用特异性抗体对蛋白质 Y 进行检测，从而验证两者间的相互作用。

【实验材料】　1×PBS 缓冲液、IP 裂解液、4×SDS 上样缓冲液、蛋白质 A/G 琼脂糖珠、离心管。

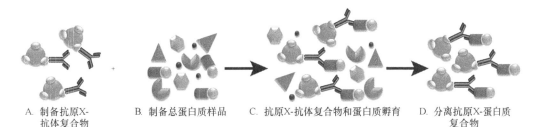

A. 制备抗原X-抗体复合物　　B. 制备总蛋白质样品　　C. 抗原X-抗体复合物和蛋白质孵育　　D. 分离抗原X-蛋白质复合物

图 10-1 免疫共沉淀示意图

【实验仪器】 离心机（图 10-2）、转盘式混匀器（图 10-3）。

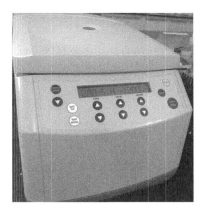

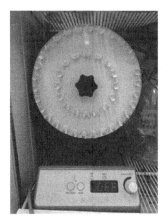

图 10-2 台式冷冻离心机　　　　　图 10-3 转盘式混匀器

【实验方法】

1. 以 60mm 细胞培养皿为例，细胞转染 24～48h 后，吸净培养液，用 1×PBS 缓冲液小心漂洗一次，吸净。

2. 加入 500μl 预冷的 IP 裂解液（含蛋白酶抑制剂），于 4℃或冰上放置裂解细胞 5～10min。

3. 将细胞裂解液转移到 1.5ml EP 管内，4℃，13 500g 离心 30min。

4. 将上清液转移到新的 EP 管中，并分为两份：一份 60μl，加入 20μl 的 4×SDS 上样缓冲液，混匀后于 100℃煮 10min，作为总细胞蛋白质样品（Input），于–20℃保存。剩余将近 400μl 蛋白质样品用于免疫共沉淀。

5. 用钝口枪头取 10μl 蛋白质 A/G 琼脂糖珠于新的 EP 管中，用 1ml IP 裂解液颠倒清洗，850g，离心 3min，小心去上清液，避免接触到琼脂糖珠。

6. 重复步骤 5 两次。

7. 在琼脂糖珠中加入 5μl 抗体，并加入 400μl 裂解液混匀。

8. 将步骤 4 中剩余 400μl 的蛋白质样品加入到含抗体的琼脂糖珠中，将管子固定到混匀器上。4℃，15g，匀速旋转过夜。

9. 将免疫共沉淀后的混合液于 4℃，850g 离心 3min。

10. 去上清，加入 800μl IP 裂解液洗涤琼脂糖珠，于冷冻离心机 4℃，850g 离心 3min，弃上清。

11. 重复步骤 10 两次。

12. 最后一次洗涤完毕，尽量吸弃上清，加入 60μl IP 裂解液与 20μl 的 4×SDS 上样缓冲液，混匀后于 100℃煮 10min，–20℃保存或稍离心后取 10μl 蛋白质样品进行 SDS-PAGE 或

Western blot 或进行质谱分析。

【实验结果】 参见图 10-4。

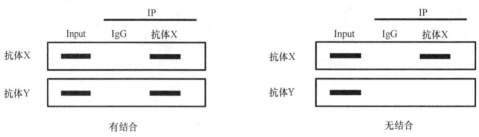

图 10-4 Western blot 检测蛋白质 X 与蛋白质 Y 之间的结合

【注意事项】

1. 制备高质量的蛋白质样品是免疫共沉淀的关键步骤，所有操作尽量在冰上或 4℃ 条件下完成。细胞裂解采用温和的裂解液，不能破坏细胞内蛋白质之间的相互作用。

2. 尽量使用新鲜制备的细胞裂解液上清进行抗体-琼脂糖珠孵育实验。

3. 抗体的用量要适宜，过多的抗体会产生假阳性结果。

4. 确保抗体的特异性，抗体必须专一地与对应的抗原结合，避免与非特异性蛋白质抗原结合而产生假阳性结果。

5. 如果所使用的二抗与用于免疫共沉淀实验的抗体分子属于同一种属，Western blot 显色反应则能检测到抗体的重链分子（55kDa）和轻链分子（25kDa），从而影响对目的条带的判断，所以尽量选择不同种属的抗体分别进行免疫共沉淀实验和 Western blot 实验。

【思考题】

1. 简述免疫共沉淀的基本过程。

2. IP 裂解液中各种成分的作用是什么？

3. 除了使用不同种属的抗体分别进行免疫共沉淀实验和 Western blot 实验，还有什么方法能够消除抗体的重链分子和轻链分子带来的影响？

【试剂配方】

1. PBS 缓冲液 NaCl 20mmol/L、KCl 2.68mmol/L、Na_2HPO_4 10mmol/L、KH_2PO_4 1.76mmol/L（pH7.4），室温保存。

2. IP 裂解液 NaCl 150mmol/L、Tris-HCl（pH 7.5）50mmol/L、TritonX-100 1%（V/V）、甘油 5%（V/V）。

3. 4×SDS 上样缓冲液 Tris-HCl（pH 6.8）200mmol/L、SDS 8%（V/V）、甘油 40%（V/V）、β-巯基乙醇 4%（W/V）、溴酚蓝 0.4%（W/V），室温保存。

（黄晓星　林　旭）

第三章 细胞技术

实验十一 动物细胞的原代培养和传代培养

细胞培养（cell culture）是将细胞从机体中取出，在培养皿或培养瓶中模拟机体内生理环境，使细胞生存、生长、繁殖的实验技术。细胞培养被广泛应用于分子生物学、遗传学、免疫学、肿瘤学、细胞工程等领域，已发展成一种重要的生物技术。常规细胞培养包括原代培养（primary culture）和传代培养（secondary culture）两个基本过程。鼠胚组织取材方便，易于培养，亲缘关系与人类相近，已成为常用的实验材料。本实验拟利用小鼠胚胎进行小鼠成纤维细胞的原代培养及传代培养。

【实验目的】

1. 掌握哺乳动物细胞原代培养及传代培养的概念和基本方法。

2. 熟悉动物细胞原代培养及传代培养的基本操作过程。

【实验原理】

1. 原代培养 原代培养是组织或细胞离开有机体在培养皿或培养瓶中进行的首次培养，在原代培养期间，一般不分割培养物。原代培养细胞由于离体时间短，细胞的生长特性及生理生化特征与体内细胞接近，可适用于多方面的实验研究。原代培养常用的方法有组织块培养法和消化法培养法。组织块培养法即将组织剪碎后接种于培养瓶，在后续的培养中细胞会从组织碎块中游出并分裂增殖。组织块培养法适用于细胞外基质较少且柔软的组织类型，如果细胞外基质成分硬度较强，则会显著阻碍细胞从组织块中游出，从而降低获取培养细胞的效率。在后一种情况中往往采用消化法取代组织块培养法，即用消化酶将组织块消化成单一细胞，形成细胞悬液，这样在后续的培养中细胞直接与培养液接触，便于营养物的吸收及代谢物的排泄，显著提高活细胞数量。此外，还有另一种原代培养方法称为组织块半消化法，其本质还是消化法，只是消化程度较低、时间较短，组织块因消化酶的作用而松散，但并未形成单一细胞，这一方法的优点是，通过短时消化一方面使组织块松散，便于细胞的游出，而另一方面，短时消化不形成单一细胞，这样避免了消化酶对细胞表面结构的破坏，提高了细胞的成活率。

2. 传代培养 原代培养细胞经多次分裂增殖后彼此汇合形成单层细胞，覆盖于培养瓶的底面。随着原代培养的继续，培养瓶的底面逐渐被新生细胞挤占，培养基的营养成分逐渐被消耗而代谢废物却逐渐增多，此时原代培养细胞将面临生存空间不足、营养枯竭及接触抑制等问题，解决这些问题的方法就是将原代培养的细胞分散，按一定比例稀释后转移到一个新的培养容器中，给予新鲜的培养液继续培养，此过程即为细胞的传代培养。细胞生长一段时间后必然面临生长空间及营养方面的问题，因此细胞的传代培养是获得稳定的、大量的同种细胞并维持细胞种的延续的重要手段。不同的细胞类型有其相应的传代培养方法。对于贴壁型细胞，通常采用消化法使细胞脱壁形成悬浮细胞，而后离心收集细胞并用新鲜培养液稀释细胞后接种于新培养瓶传代，而对于悬浮型细胞，传代方法更为简洁，直接吹打分散混匀细胞后按体积比稀释即可。本实验拟使用贴壁型生长的小鼠胚胎成纤维细胞原代培养物进行传代培养实验。

【实验材料】 8周龄昆白雌鼠及12周龄的昆白雄鼠、0.01mol/L PBS pH7.2、DMEM培养液、新生牛血清、0.25%胰蛋白酶-0.02% EDTA混合消化液。

【实验仪器】 常规手术器械（普通剪刀、镊子、止血钳、眼科剪及眼科镊等）、青霉素小瓶、培养瓶、刻度吸管、尖底离心管等，上述实验用具均经高压蒸汽灭菌后烘干备用；超净工作台、CO_2培养箱、倒置显微镜（图 11-1）及酒精灯、废液缸等。

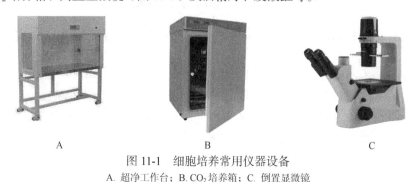

A   B   C

图 11-1 细胞培养常用仪器设备
A. 超净工作台；B. CO_2培养箱；C. 倒置显微镜

【实验方法】

1. 获取小鼠胚胎

（1）将 8 周龄的昆白雌鼠和 12 周龄的昆白雄鼠按 1∶1 比例合笼。次日晨 10∶00 前观察雌鼠阴道口，有乳白色或蛋黄色胶冻状物（阴道栓）即定为怀孕 0.5 天。

（2）实验时断颈处死孕 13.5 天的母鼠，置于蜡盘上。75%乙醇消毒后，用普通剪刀和镊子剪开下腹皮肤，并用两把弯头止血钳夹住切口处的皮肤向头尾两侧牵拉，即剥皮。用眼科弯镊和眼科弯剪打开腹腔，暴露出子宫。用眼科弯镊夹住一侧子宫，分离子宫系膜，用眼科弯剪剪断子宫角和子宫颈，将整个子宫分离下来（注意勿使子宫滑落到腹腔外，避免污染）。将子宫置于无菌滤纸上去除血迹。

（3）在超净工作台内将子宫移入预先盛有 PBS 的平皿中，洗涤数次。用眼科弯剪沿子宫系膜打开子宫，取出带有胎膜的胎鼠（一般有 12 只）。用眼科镊剔除胎膜，取出胎鼠。用眼科剪和眼科镊去除胎鼠的头、四肢和内脏，获得鼠胚躯干。将鼠胚躯干移至另一干净无菌的平皿中，用 PBS 洗涤 2～3 次至无肉眼可见的血色。

2. 小鼠胚胎成纤维细胞的原代培养（组织块半消化培养法）

（1）将干净的鼠胚躯干移至无菌的青霉素小瓶内（每 6 个鼠胚躯干装 1 瓶），在瓶中滴几滴 PBS 使鼠胚润湿，然后用眼科直剪充分剪碎，剪成约 $1mm^3$ 的碎块（需剪 100～200 下）。

（2）用刻度吸管吸取 3ml 的 PBS 加入青霉素小瓶中，混匀后连同鼠胚碎块一起移至一尖底离心管中。室温下静置 5min，用刻度吸管吸去上清液，留下鼠胚组织碎块。

（3）向装有鼠胚组织碎块的离心管内加入 1ml 0.25%胰蛋白酶-0.02% EDTA 混合消化液，轻轻吹吸 30s（可见组织块变得较为黏稠），再加入 1ml 含 10%新生牛血清的 DMEM 培养液终止消化，室温下静置 5min。吸去上清液，留下鼠胚组织碎块。

（4）用眼科镊夹取鼠胚组织碎块送入 50ml 培养瓶内，并将组织碎块均匀排列于培养瓶底面，调整组织碎块的间距为 0.5cm。

（5）放置好组织碎块后将培养瓶底面朝上放置，并向其中注入 3ml 含 10%新生牛血清的 DMEM 培养液，盖好瓶盖，做好标记（如培养日期、细胞名称、编号等），将培养瓶倒置着（即组织块在上，培养液在下，两者分开）放入 37℃，5% CO_2，100%相对湿度的培养箱中培养 2～4h。待组织碎块贴附于培养瓶底面后，缓慢将倒置的培养瓶翻转，使组织碎块浸泡于培养液中，继续静置培养（注意翻转过程必须缓慢，以避免组织碎块脱离器壁）。

（6）培养 2～3 天后，在倒置显微镜下观察原代培养细胞的生长状态。如果培养瓶底面已全部长满细胞则需要马上消化，进行传代培养；如果未全部长满则可 3/4 换液或全量换液，继续原代培养。

3. 小鼠胚胎成纤维细胞的传代培养

（1）小鼠胚胎成纤维细胞原代培养物生长 2～3 天后可见组织碎块附着于培养瓶底，组织碎块周围细胞呈放射状生长，当细胞的汇合度达到 80%（即培养瓶底面的 80% 被细胞挤占）时，用滴管吸弃培养瓶中的培养液和未贴壁生长的组织碎块；向培养瓶中加入适量 PBS，轻轻前后晃动培养瓶，洗涤细胞一遍，吸弃 PBS。

（2）向培养瓶中加入适量 0.25% 胰蛋白酶-0.02% EDTA 混合消化液（消化液的用量以刚好能盖住培养瓶底面为宜），室温下静置作用 2min，吸弃消化液；在倒置镜下观察，当大多数细胞由贴壁状态变为悬浮状态，即细胞"起立"变圆时，加入与所加胰酶等体积的含 10% 新生牛血清的 DMEM 培养液终止消化，用滴管吸取培养液反复、细致、耐心地吹打整个瓶底，使部分未完全脱壁的细胞悬浮，同时在吹打过程尽量避免气泡的产生。

（3）将细胞及培养液全部转移至尖底离心管内，100g 离心 5min，吸弃上清液；加入 3ml 含 10% 新生牛血清的 DMEM 培养液悬浮细胞。吸取上述细胞悬液 1ml 并转移至一个新的 50ml 培养瓶中，再向瓶中补加 4ml 含 10% 新生牛血清的 DMEM 培养液，吹打混匀细胞（吹打时勿产生气泡），此过程只取用原有细胞总数的 1/3，即 1:3 传代；在倒置镜下观察，可见细胞呈大小不一的圆球状；将装有稀释后细胞的培养瓶放入 37℃、5% CO_2、100% 相对湿度的培养箱中继续培养。2～3 天后，细胞可贴壁长满，可继续第二次传代培养。

【结果分析】

1. **小鼠胚胎成纤维细胞的原代培养** 原代培养 2～3 天后，可见组织碎块附着于培养瓶底，组织碎块周围细胞呈放射状生长，此时的原代培养物中绝大多数细胞呈梭形或多角形，此为小鼠的成纤维细胞，另外还有少量杂质细胞，多呈圆形，此为上皮细胞（图 11-2）。

2. **小鼠胚胎成纤维细胞的传代培养** 一般情况，传代后的细胞在 2h 左右就能由悬浮状态再次附着在培养瓶壁上，2～3 天就可在瓶内形成单层并覆盖瓶底，届时需要再次进行传代。

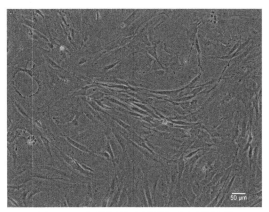

图 11-2 小鼠胚胎成纤维细胞原代培养

【注意事项】

1. **器材和液体的准备** 细胞培养用的手术器材、培养瓶、吸管及洗涤用的 PBS 等在高压灭菌锅中 1atm，20min 蒸汽灭菌；DMEM 培养液、小牛血清、消化液等用滤器负压抽滤消毒后备用。

2. **无菌操作中的注意事项** 在无菌操作中，一定要保持工作区的无菌清洁。操作前 30～60min 打开紫外灯照射超净工作台，操作前 10min 在工作区喷洒乙醇消毒；工作台面上的物品摆放布局应合理，不应堆积过多的实验用品，以确保工作台上方或后方喷出的无菌气流能顺利通过工作区；操作前应认真洗手并用 75% 乙醇消毒，操作时，严禁交谈，拿取瓶塞、离心管等无菌物品时要用器械（如用止血钳、镊子等）抓取；培养瓶或试剂瓶要在超净台工作区内才能打开，打开之前用含 75% 乙醇的棉球擦拭瓶口消毒，打开后和加塞前瓶口都要在酒精灯上烧一下，将微生物污染的可能性降到最低。

【思考题】

1. 细胞原代培养的常见方法有哪些，各自有哪些优缺点？

2. 常规细胞培养过程中，传代培养有哪些意义？

【试剂配方】

1. 0.01mol/L PBS，pH7.2

（1）母液：甲液，$NaH_2PO_4 \cdot 12H_2O$ 35.814g 溶于 500ml 双蒸水（0.2mol/L）；乙液，$NaH_2PO_4 \cdot 12H_2O$ 15.601g 溶于 500ml 双蒸水（0.1mol/L）。

（2）工作液：甲液 36ml、乙液 14ml、NaCl 8.2g，溶于适量双蒸水并定容至 1L，4℃保存备用。

2. DMEM 培养液

（1）在一大烧杯内加入 1000ml 无菌无内毒素的超纯水。

（2）将一小袋低糖 DMEM（GIBCO/BRL，Cat.No.31600-034）全部加入上述水中，用水洗包装袋内面两次以确保全部粉末都溶于培养基，轻轻搅拌直至粉末完全溶解。

（3）每升 DMEM 培养基中添加 3.7g $NaHCO_3$，搅拌直至完全溶解。

（4）用 1mol/L 的 HCl 调培养液 pH 至 7.3。

（5）立即用 0.22μm 的滤器过滤除菌，分装入高压灭菌过的血清瓶中，4℃保存（1 个月内用完）。

3. 含 10%新生牛血清的 DMEM 培养基　在无菌的血清瓶中加入 90ml 上述配好的低糖 DMEM 培养液，再向其中添加 10ml 分装好的新生牛血清（GIBCO/BRL），混匀后 4℃保存至使用。

4. 0.25%胰蛋白酶-0.02%EDTA 混合消化液　在 90ml 超纯水中分别溶解胰蛋白酶干粉 0.25g、EDTA 0.02g、NaCl 0.7g、$Na_2HPO_4 \cdot 12H_2O$ 0.024g、KH_2PO_4 0.024g、KCl 0.037g、Tris 0.3g、葡萄糖 0.1g、酚红 1mg，搅拌混匀后用 1mol/L HCl 调 pH 至 7.6，用超纯水定容至 100ml，用 0.22μm 滤膜过滤除菌，分装后在 –20℃下冻存备用。

（宋　军　朱龙坤）

实验十二　噻唑蓝（MTT）比色法评估细胞增殖活力

为掌握细胞的增殖活力或增殖速度，常在不同时间点对细胞的数量或活力进行统计，并绘制细胞随时间变化的增殖曲线。MTT 比色法是目前较为常用的细胞增殖活力检测方法，下面以梯度浓度的顺铂（cisplatin）对胃癌 AGS 细胞的增殖抑制作用为例，简述 MTT 比色法评估细胞增殖活力的基本原理和方法。

【实验目的】

1. 熟练掌握细胞计数的基本方法。

2. 掌握 MTT 比色法检测细胞增殖活力的基本原理和方法。

3. 熟悉基于 MTT 比色法绘制细胞增殖曲线的基本方法。

【实验原理】　MTT 比色法是检测细胞增殖活力的基本方法，可间接反映活细胞的数量，其基本原理如下：MTT 比色法所使用的显色剂 MTT 为一种极易被还原的淡黄色染料，施用于细胞后，MTT 可被活细胞线粒体中的琥珀酸脱氢酶还原为难溶于水的蓝色甲瓒结晶，细胞经二甲基亚砜处理后甲瓒结晶可被溶解，用酶标仪在 490nm 波长处测定其光吸收值（OD 值）以表示甲瓒结晶形成的量。死细胞无上述反应，因此，在一定细胞数范围内，甲瓒结晶的生成量（以 OD 值表示）与活细胞数之间存在正比的线性关系，据此可推测出细胞的相对活力和相对数量，并绘制出细胞的增殖曲线。

【实验材料】 胃癌 AGS 细胞、顺铂溶液、0.01mol/L PBS pH7.2、DMEM 培养液、新生牛血清、0.25%胰蛋白酶-0.02%EDTA 混合消化液。

【实验仪器】 超净工作台、普通光学显微镜、倒置显微镜、酶标仪、CO_2 培养箱、细胞计数板、96 孔板、酒精灯、刻度吸管、废液缸等。

【实验方法】

1. **实验分组** 本实验以梯度浓度的顺铂对胃癌 AGS 细胞的增殖抑制作用为例,说明 MTT 比色法评估细胞增殖活力的基本方法。根据实验目的设置多个顺铂给药的浓度梯度组(顺铂终浓度:0μg/ml、1μg/ml、2μg/ml、3μg/ml、4μg/ml、5μg/ml)。

2. **接种细胞** 将对数生长期的 AGS 细胞经 0.25%胰酶(含 0.02% EDTA)消化,吹打分散后用细胞计数板计数(注:细胞计数方法附后),用含 10%新生牛血清的 DMEM 培养液稀释成密度为 $3×10^4$/ml 的细胞悬液。按每孔 100μl(即 $3×10^3$/孔)的密度接种于 96 孔培养板上,每组细胞设置 3~6 个复孔。每块 96 孔板上设置一孔为空白调零孔,向孔中加入 100μl 不含细胞的 DMEM 培养液。孔板四周边缘的 32 个边孔不接种细胞,只在其中加入 100μl 无菌的 PBS,以防止中间孔的水分蒸发。将孔板水平放置于 5% CO_2、37℃培养箱中孵育。

3. **给药** 接种后的 16~24h 后,当细胞进入对数生长期时,向对应组细胞中加入梯度浓度顺铂(0μg/ml、1μg/ml、2μg/ml、3μg/ml、4μg/ml、5μg/ml),每个浓度组设置 3~6 个复孔。将孔板水平放置于 37℃ 5%培养箱中,继续孵育 3~5 天,其间在倒置显微镜下观察药物的作用效果。

4. **MTT 比色法检测** 取出 96 孔培养板进行 MTT 比色法检测。每孔加入 20μl 5mg/ml 的 MTT 溶液,37℃继续培养 3~4h。吸弃每孔中的 MTT 溶液,然后加入 150μl 的二甲基亚砜溶液,置摇床上低速振荡 10min 使甲臢结晶完全溶解。在酶标仪上以波长 490nm 检测各孔光密度(OD)值,以横轴为给药浓度,纵轴为细胞生存率,绘制细胞增殖曲线,比较各梯度浓度的顺铂对 AGS 细胞增殖抑制的差异(图 12-1)。

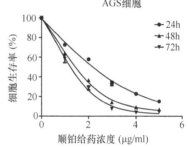

图 12-1 梯度浓度 G418 处理各时间段后胶质瘤细胞增殖曲线图

【结果和分析】

药物浓度(μg/ml)	0	1	2	3	4	5
OD 均值						
细胞生存率						
药物抑制率						

注:细胞生存率=加药组 OD 值/对照组 OD 值;药物抑制率=1−细胞生存率

【注意事项】

1. 根据具体实验目的和要求进行分组。例如,需要测定某种药物对细胞增殖能力的影响,实验可设置多个给药的浓度梯度组及空白组;再如用 RNAi 技术证实某个基因对细胞增殖的影响,则需设置该基因的 RNAi 干扰组、无意义干扰组及空白对照组共三组细胞。

2. MTT 比色法只能测定细胞的相对数和相对活力,不能测定细胞的绝对数。MTT 比色法实验结果波动较大,应多设置重复孔,取均值,尽可能减小实验结果差异。

3. 初始接种细胞的细胞数和细胞悬液的均匀程度对 MTT 比色法结果有很大影响。为确定初始接种细胞的最佳密度应做一个接种细胞密度的梯度实验,若某个接种密度下 MTT 的吸光度为 0~0.7,则该接种密度适合于正式实验,若 MTT 的吸光度高于 0.7,则认为吸光度与细胞活力不存在线性关系。

4. MTT 比色法检测前若需要加入药物，加药时间应在细胞的对数生长期，大致在接种后的 16~24h。若药物与 MTT 能够反应，可先吸弃含药物的旧培养液，用 PBS 洗涤细胞 2~3 遍后，再加入含 MTT 的新鲜培养液。

【思考题】

1. MTT 比色法为什么能反映细胞的增殖活力？

2. 进行 MTT 比色法正式实验前要做哪些预实验？

【试剂配方】

1. **细胞培养相关试剂** 同实验十。

2. **MTT 溶液** 用 PBS 配制，浓度为 5mg/ml，60℃水浴加速溶解，过滤除菌后，4℃避光保存，保存时间不超过 1 周。

【附：细胞计数的基本方法】 细胞计数法是细胞培养的一项基本技术。通过细胞计数可以了解培养细胞的生长状况，增加实验操作的可重复性，获得稳定可靠实验数据。以下简述用细胞计数板计数细胞的基本步骤：

1. **准备** 用棉球蘸取 75%消毒乙醇擦拭清洗细胞计数板及专用盖玻片。在超净工作台中吹干后将盖玻片盖在细胞计数板的 2 个凹槽之间，并覆盖计数室。

2. **制备单细胞悬液** 用适量 0.25%的胰酶消化液消化贴壁细胞制成单细胞悬液，如果实验对象是悬浮细胞，则直接从培养瓶中吸取。

3. **加样** 将细胞悬液彻底吹打混匀，取少量细胞悬液滴加在盖玻片一侧的边缘，细胞悬液将借助毛细现象渗透进入计数室。

4. **计数** 用显微镜的低倍镜（10×）观察计数板的计数室区域，该区域由 9 个大方格组成，找到计数室区域中处于四角的 4 个大方格，计算 4 个大方格中的细胞总数。当遇到压在方格线上的细胞时，为了避免重复计算，一般遵循"数上不数下，数左不数右"的原则。

5. **计算** 计数室的 1 个大方格长 1mm，宽 1mm，高 0.1mm，体积为 0.1mm^3，一个大方格中细胞数的 $1×10^4$ 倍即为 1ml（1cm^3）悬液中细胞的数量，因此细胞悬液中的细胞数=（4个大方格的细胞总数/4）$×10^4×$稀释倍数。

（宋　军　朱龙坤）

实验十三　细胞凋亡检测

扫二维码看
彩图

细胞凋亡途径由外源性或内源性的信号启动，细胞凋亡途径中各事件的发生具有时序性（图 13-1），即各事件按先后顺序依次发生，最终导致凋亡小体的出现。细胞凋亡的时序性有几个明显特征：①线粒体被激活，2 个最显著特征是线粒体跨膜电位的丧失和细胞色素 c 从线粒体的释放；②细胞膜磷脂酰丝氨酸（phosphatidylserine，PS）的外翻紧随线粒体跨膜电位的丧失而发生；③Caspase 酶激活，剪切一系列细胞内的结构蛋白、调节蛋白和 DNA 修复蛋白，引发随后的凋亡事件；④核碎片的形成及 DNA 在核小体连接处断裂成小分子片段是细胞凋亡晚期的标志性特征。

一般说来，早期细胞凋亡的确定可采用线粒体膜电位（ΔΨm）测定、膜联蛋白 V/碘化丙啶双染法和 Caspase-3 的检测，晚期细胞凋亡可用 TUNEL 法、DNA 阶梯检测和 DNA 含量分析法等。若需要定量分析细胞凋亡，则需结合流式细胞术。虽然可应用于细胞凋亡检测的方法越来越多，但是一些方法在单独应用时常不具备足够的敏感性和特异性，用透射电镜进行形态

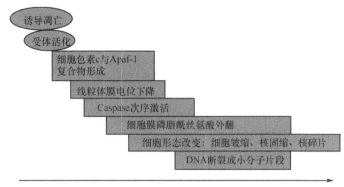

图 13-1 细胞凋亡发生时序的模式图

学观察仍是鉴定细胞凋亡的金标准。选择细胞凋亡检测方法时应进行综合考虑，充分了解各种方法的原理和应用范围，才能对检测结果做出合理的分析和判断。细胞凋亡是多因素、多信号通路参与的过程，不能根据单一指标来判断细胞凋亡，需进行多指标同时检测，凋亡细胞不同时间出现的凋亡事件不同，而每个指征维持一个时间段，所以需要在不同的时间点进行采样，以保证检测结果的准确性，实验需要设定阳性和阴性对照，避免出现假阳性或假阴性结果。

【实验目的】

1. 了解细胞凋亡检测的主要方法。

2. 熟练掌握细胞凋亡 TUNEL 法和膜联蛋白 V 法的原理和实验方法。

一、TUNEL 法

【实验原理】 TUNEL（TdT-mediated dUTP nick end labeling）法检测组织细胞在晚期凋亡过程中细胞核 DNA 的断裂情况，其原理是生物素标记的 dUTP 在脱氧核糖核苷酸末端转移酶（TdT enzyme）的作用下，可以连接到凋亡细胞中断裂 DNA 的 3′-OH 末端，并与连接辣根过氧化物酶（HRP）的链霉亲和素特异性结合，HRP 又与 H_2O_2、二氨基联苯胺产生反应，并显示深棕色,特异准确地定位凋亡细胞，而正常的或正在增殖的细胞几乎没有 DNA 断裂,没有 3′-OH 形成，很少能够被染色。本法适用于组织样本（石蜡包埋、冰冻和超薄切片）和细胞样本（细胞涂片）在单细胞水平上的凋亡原位检测。

【实验材料、试剂和器材】

1. **实验材料** 组织切片或细胞涂片。

2. **试剂**

（1）TUNEL 检测试剂盒：10×TdT 酶、1×生物素标记的 dUTP、HRP 偶联的链霉亲和素。

（2）PBS、H_2O_2、二甲苯、梯度乙醇（100%、95%、90%、80%、70%）、DAB 工作液、苏木精或甲基绿、10mmol/L $MgCl_2$ 溶液、1mg/ml BSA。

（3）蛋白酶 K 工作液（10～20μg/ml 蛋白酶 K，10mmol/L Tris-HCl，pH7.4～8.0）或细胞通透液（0.1% Triton X-100，0.1%枸橼酸钠溶液，临用前配制）。

（4）DNA 酶 I 溶液（3000～3U/ml 溶于 50mmol/L Tris-HCl，pH 7.5）。

3. **器材** 光学显微镜及其成像系统、染色缸、湿盒、塑料盖玻片或封口膜、吸管、各种规格的加样器及枪头等。

【实验方法】

1. **石蜡包埋切片的检测**

（1）脱蜡：用二甲苯浸洗 2 次，每次 5min。

（2）水化：用梯度乙醇（100%、95%、90%、80%、70%）各浸洗 1 次，每次 3min；用 PBS 洗 5min。

（3）固定：浸入 4% 多聚甲醛 15min；用 PBS 浸洗 2 次，每次 5min。

（4）用蛋白酶 K 工作液在 21～37℃ 处理组织 15～30min（温度、时间、浓度均需摸索）；用 PBS 浸洗 2 次，每次 5min。

（5）制备 TUNEL 反应混合液，实验处理组用 50μl TdT 和 450μl 生物素标记的 dUTP 混合液；而阴性对照组仅加 50μl 生物素标记的 dUTP 液；阳性对照组先加入 100μl DNA 酶 I 溶液，15～25℃，10min，后面步骤同实验处理组。

（6）加 50μl TUNEL 反应混合液于标本上，加盖玻片或封口膜在暗湿盒中反应，37℃ 孵育 1h。PBS 漂洗 3 次。

（7）封闭 POD：浸入 0.3%H_2O_2 15min；用 PBS 浸洗 3 次，每次 5min。

（8）酶标反应及显色：加 50μl 链霉亲和素标记 HRP（1：500 稀释）反应 30min；用 PBS 浸洗 3 次，每次 5min，避光加 100μl DAB 混合液反应 10min 左右，至镜下出现浅棕色背景，用去离子水冲洗几次。

（9）甲基绿复染，3s 左右立即用自来水冲洗。梯度乙醇脱水（50%、70%、85%、95%、100% 各 1min），二甲苯透明 2 次，每次 1min，中性树胶封片，镜下观察计数凋亡细胞。

【实验结果】　参见图 13-2。

2. 细胞培养物的检测

（1）在载玻片上铺一薄层多聚赖氨酸，干燥后在去离子水中漂洗，干燥后 4℃ 保存。

（2）适当方法诱导细胞凋亡，同时设未经诱导的对照组，各组离心收集约 $1×10^6$ 个细胞，用 PBS 浸洗 1 次，重悬，加到铺好的多聚赖氨酸载玻片上，自然干燥使细胞很好地吸附到载玻片上。

（3）将吸附细胞的载玻片在 4% 多聚甲醛溶液中固定 25min。

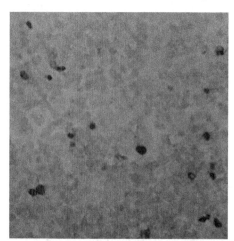

图 13-2　TUNEL 法检测胸腺细胞凋亡
由于甲基绿复染，凋亡的胸腺细胞即阳性细胞呈现深蓝色

（4）用 PBS 浸洗 2 次，每次 5min。

（5）将吸附细胞的载玻片在 0.2% Triton X-100 中处理 5min。

（6）用 PBS 浸洗 2 次，每次 5min。

后续操作同石蜡包埋切片的 5～9。

【注意事项】

1. 进行 PBS 清洗时，每次清洗 5min。用 PBS 清洗后尽量除去 PBS 后再进行下一步反应，以保证各步反应有效进行。

2. 在载玻片上的样本上加上实验用反应液后，请盖上盖玻片或保鲜膜，或在湿盒中进行，可以使反应液均匀分布于样本上，又可以防止反应液干燥造成实验失败。

3. TUNEL 反应混合液临用前配制，短时间在冰上保存，不宜长期保存，长期保存会导酶失活。

4. 设立阳性细胞和阴性细胞对照。阳性细胞对照的切片可使用 DNA 酶 I 溶液部分降解的标本，阳性细胞对照可使用地塞米松（1μmol/L）处理 3～4h 的大、小鼠胸腺细胞或人外周血淋巴细胞。阴性细胞对照不加 TdT 酶，其余步骤与实验组相同。

5. 结果分析时注意坏死晚期阶段或高度增殖/代谢的组织细胞中可产生大量 DNA 片段,从而引起假阳性结果,而有些类型的凋亡性细胞死亡缺乏 DNA 断裂或 DNA 裂解不完全,以及细胞外的矩阵成分阻止 TdT 进入胞内反应,进而产生假阴性结果。

二、膜联蛋白 V/碘化丙啶双染法

【实验原理】 磷脂酰丝氨酸(phosphatidylserine,PS)在正常情况下位于细胞膜的内侧,但在细胞凋亡的早期,PS 可从细胞膜的内侧翻转到细胞膜的表面,暴露在细胞外环境中。膜联蛋白 V(annexin—V)是一种分子质量为 35~36kDa 的 Ca^{2+} 依赖性磷脂结合蛋白,能与 PS 高亲和力特异性结合。将 annexin—V 进行荧光素(FITC 等)或生物素标记,以标记了的 annexin—V 作为荧光探针,利用流式细胞仪或荧光显微镜可检测细胞凋亡的发生,但坏死的细胞 PS 亦暴露于细胞表面,使得 annexin—V 检测也呈阳性,因此,单独使用 annexin—V 检测,不能区分坏死细胞和凋亡细胞,必须同时使用碘化丙啶(propidium lodide,PI)染色。annexin—V/PI 双染法是目前检测细胞凋亡较理想的方法,此法可以区分正常活细胞、凋亡细胞和坏死细胞。活细胞不被 annexin—V 和 PI 染色;凋亡细胞呈 annexin—V 染色强阳性、PI 染色阴性或弱阳性;坏死细胞 annexin—V 和 PI 染色均呈强阳性。

【实验材料、试剂和器材】

1. **实验材料** 悬浮细胞。

2. **试剂**

(1)annexin—V/PI 双染试剂盒:包括 annexin V-FITC、结合缓冲液、PI 染液。

(2)PBS、H_2O_2。

3. **器材** 离心机、荧光显微镜、各种规格的加样器及枪头等。

【实验方法】

1. 离心(350g)收集悬浮细胞(贴壁细胞用不含 EDTA 的胰酶消化收集)。

2. 用冷 PBS 洗涤细胞 2 次,离心(350g)收集细胞。

3. 用 400μl 结合缓冲液悬浮细胞,浓度大约为 $1 \times 10^6/ml$。

4. 在细胞悬浮液中加入 5μl annexin V-FITC,轻轻混匀后于 2~8℃避光孵育 15min。

5. 加入 10μl PI 染液后,轻轻混匀,于 2~8℃避光孵育 5min。

6. 使用流式细胞仪检测,或滴一滴细胞悬液于载玻片上,用盖玻片盖上,在 1h 内用荧光显微镜观察。

【实验结果】 参见图 13-3。

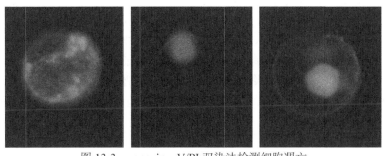

图 13-3 annexin—V/PI 双染法检测细胞凋亡

凋亡细胞呈绿色的 annexin V-FITC 荧光信号强阳性,坏死细胞呈绿色的 annexin V-FITC
荧光信号和 PI 红色荧光信号双阳性

【注意事项】

1. 细胞凋亡过程是一个快速和动态过程,建议最好在染色后立即观察分析。

2. 对可能产生污染的器皿或试剂进行清洗并做灭菌处理。

3. 如果需要固定细胞，先将细胞与 annexin V-FITC 进行孵育，并用结合缓冲液洗掉未结合的 annexin V-FITC，因为固定产生的细胞碎片可以和 annexin V-FITC 结合，对结果产生干扰。

4. 需要小心操作细胞，尽量避免人为损伤细胞。

5. annexin V-FITC 和 PI 是光敏物质，在操作时注意避光。

6. 成功的检测凋亡受以下几种因素的影响，如细胞类型、细胞膜上 PS 的密度、发生凋亡时 PS 翻转的比例、诱导细胞凋亡的方法与所用试剂、诱导凋亡的时间等，应把这些影响因素进行优化。

（刘　卉　王世鄂）

扫二维码看彩图

实验十四　细胞转染

转染（transfection）是一种将核酸（DNA 或 RNA）人工导入细胞的过程。通过导入外源性核酸改变细胞的特性，从而实现特定基因功能和蛋白质表达研究。转染可分为瞬时转染和稳定转染。瞬时转染是指导入的核酸游离在基因组之外，只在细胞中存在一段时间，会在环境因素影响下丢失或在细胞分裂过程中被冲淡。稳定转染是指将外源性 DNA 整合至细胞基因组中，随着细胞的分裂传递给下一代，因此外源性 DNA 能够在多代细胞中永久性地表达，适用于重组蛋白质生产和外源性 DNA 长期效应分析。

【实验目的】

1. 了解细胞转染的方法及原理。

2. 掌握脂质体转染的操作步骤。

【实验原理】　转染方法分为物理方法、化学方法和生物学方法三大类。物理方法是指将核酸直接导入细胞质或细胞核内，如显微注射、电穿孔法等；化学方法是指使用载体分子中和或将阳性电荷传递至带负电的核酸上，如阳离子脂质体介导法、磷酸钙共沉淀法；生物学方法是指利用经遗传学改造的病毒将外源基因导入细胞内（也称转导）。下面介绍实验室中常用的两种转染方法：磷酸钙共沉淀法和脂质体介导法。

磷酸钙共沉淀法：DNA 与 CaCl₂ 和 HBS 溶液混合后形成磷酸钙-DNA 沉淀复合物，而磷酸钙有利于促进外源 DNA 与受体细胞表面结合。磷酸钙-DNA 复合物被细胞膜表面吸附并通过胞饮作用进入受体细胞。导入的 DNA 可以整合到受体细胞的基因组中进行表达。该方法适用于不同类型的细胞，毒性小，既可以瞬时表达，也可以稳定表达。

脂质体介导法：表面带正电荷的阳离子脂质体与带负电荷的 DNA 混合之后，DNA 被包裹在双层脂质体内，形成稳定的 DNA-脂质体复合物。DNA-脂质体复合物黏附到表面带负电荷的细胞膜，通过脂质体与细胞膜的融合将 DNA 释放到细胞内，从而实现外源 DNA 的导入（图 14-1）。该方法转染效率高，操作简便，但脂质体对细胞具有一定的毒性伤害。

【实验材料】　脂质体 LIPOFECTAMINE3000、无血清培养基 OPTI-MEM、贴壁细胞、待转染的质粒、离心管。

【实验方法】

1. 以六孔板为例，用胰酶消化收集细胞，以适当的细胞密度接种到六孔板，过夜培养使细胞贴壁。转染时，细胞的汇合度达到 70%～90%。

2. 制备 LIPOFECTAMINE3000 混合液 1：在 125μl 无血清培养基 OPTI-MEM 中加入 3μl LIPOFECTAMINE3000，混匀后室温静置 5min。

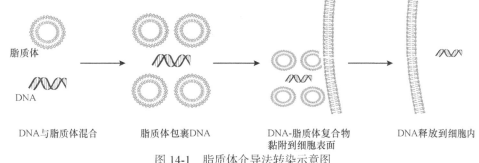

脂质体
DNA
DNA与脂质体混合　　　脂质体包裹DNA　　　DNA-脂质体复合物　　　DNA释放到细胞内
　　　　　　　　　　　　　　　　　　　黏附到细胞表面

图 14-1　脂质体介导法转染示意图

3. 制备 DNA 混合液 2：在 125μl 无血清培养基 OPTI-MEM 中加入 4μl P3000 和 2μg 质粒DNA，混匀。

4. 将溶液 1 和溶液 2 混匀，室温静置 15～20min。

5. 将步骤 4 中的 DNA-脂质体混合液逐滴加入六孔板中，轻轻摇晃培养板，充分混匀。

6. 继续培养 24～48h，用 Western blot 或荧光显微镜等方法检测导入 DNA 的表达情况。

【实验结果】　参见图 14-2 和图 14-3。

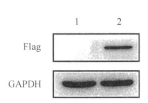

图 14-2　Western blot 检测基因过表达情况
1 是空载体；2 是携带有 Flag-tag 的目的片段；GAPDH 为内参蛋白

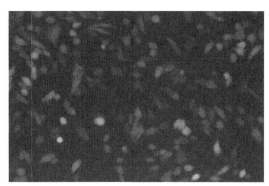

图 14-3　荧光显微镜检测绿色荧光蛋白基因表达情况

【注意事项】

1. **细胞的状态**　是影响转染效率的关键因素，转染的细胞传代次数不宜超过 30 代，尽量选用对数生长期细胞，传代时间控制在转染前 24h 之内。

2. **细胞的密度**　转染前细胞的密度在 70%～90%，细胞太多或太少都会影响转染效率。

3. 转染时使用无血清培养基，因为血清会影响 DNA-脂质体复合物形成。

4. 确保质粒的浓度和质量，用于转染的质粒不能含有内毒素。

【思考题】

1. 简述磷酸钙共沉淀转染和脂质体转染的实验原理。

2. 比较不同转染方法的优缺点。

（黄晓星　林嘉成）

第四章　动物实验技术

实验十五　动物实验基本技术 1

动物实验是以实验动物为材料，采用各种方法在实验动物身上进行实验、观察和分析，来研究和解决医学上存在的问题。动物实验常见的基本技术包括：实验动物的捉拿、固定、给药、麻醉、取血和器官解剖等。

【实验目的】

1. 掌握小鼠的捉拿、固定、给药、麻醉、取血、器官解剖和肿瘤移植。
2. 掌握大鼠的捉拿、固定、给药、麻醉、取血和器官解剖。

【实验原理】　小鼠和大鼠体形较小、生长快、饲养管理方便、容易达到标准化，是生物医学研究中应用最广泛、使用数量最多的实验动物。小鼠和大鼠实验常用的基本技术有捉拿、固定、给药、麻醉、取血、器官解剖和肿瘤移植等。

【实验对象】　小鼠和大鼠。

【实验器材】　鼠笼、鼠解剖台、鼠固定器、哺乳类动物手术器械 1 套、小鼠和大鼠灌胃器、1ml 注射器、5ml 注射器、EP 管、20%氨基甲酸乙酯、75%的乙醇棉球、0.9% NaCl 溶液。

【实验方法】

1. 小鼠和大鼠的捉拿和固定

（1）小鼠的捉拿和固定：先用右手抓住鼠尾并提起，把小鼠置于笼盖或其他粗糙面上，向后方轻拉，小鼠会本能地四肢紧紧抓住笼盖，起着暂时固定的作用，此时迅速用左手拇指和食指沿其背向前捏住其两耳和颈部皮肤，翻转左手，右手拉紧小鼠尾部，拉直鼠身，并用左手无名指和小指压紧尾巴和后肢，中指和手掌心夹住背部皮肤，这样小鼠便可固定于左手中（图 15-1）。熟练者也可用左手单手操作，先用拇指和食指抓住小鼠尾部，再用手掌尺侧及小指夹住尾巴，然后用拇指及食指捏住其两耳和颈部皮肤，此时右手即可进行各种实验操作如灌胃、皮下注射、腹腔注射等。

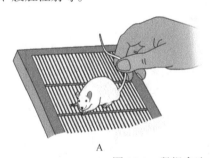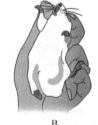

图 15-1　鼠捉拿法

小鼠的固定可取仰卧位，用棉绳扣住小鼠的两只上门牙，再固定于鼠解剖台头端的小钉子上。四肢用有活扣的棉绳缚住，固定在鼠解剖台两侧的台柱上（两前肢不交叉固定）。

（2）大鼠的捉拿和固定：先用右手抓住鼠尾，把大鼠置于笼盖或其他粗糙面上，左手顺序按、卡在大鼠躯干背部，稍加压力向头颈部滑行，以左手拇指和食指捏住其耳朵处头颈部皮肤，其余三指将大鼠背部皮肤固定在手掌大鱼际肌上（图 15-1），不要用力过大，切勿捏其颈部，以免窒息致死。另一个方法是张开左手虎口，迅速将拇、食指插入大鼠的腋下，虎口向前，其余三指及掌心握住大鼠身体中段，并将其保持仰卧位，之后调整左手拇指位置，紧抵在下颌骨上（但不可过紧，否则也会引起窒息），即可进行其他实验操作。

大鼠的固定方法基本同小鼠固定方法。

2. 小鼠和大鼠的常见给药方法

（1）灌胃：灌胃针插入深度大致是从口腔至最后一根肋骨后缘，成年动物插入深度一般是小鼠 3cm，大鼠 5cm。

1）小鼠灌胃：左手固定小鼠，使其头颈部充分伸直，注意头颈部皮肤不宜向后拉得太紧，以免勒住气管。右手持灌胃器将灌胃针自口角插入口腔，紧贴上腭，至咽后壁。用灌胃针轻压小鼠上腭部，使口腔和食管成一直线，再将灌胃针自咽后壁缓缓插入至预定深度，如动物无呼吸异常，可将药液注入，如动物挣扎厉害、憋气，就应抽出重插。一次灌注量为 0.01～0.03ml/g 体重。

2）大鼠灌胃：先把捉拿动物，并固定在一只手上，灌胃操作与小鼠灌胃相似。为防止插入气管，应先回抽注射器针芯，无空气抽回说明不在气管内，即可注入药液。一次灌注量为 0.01～0.02ml/g 体重。

（2）皮下注射

1）小鼠皮下注射：通常在背部进行皮下注射。局部皮肤常规消毒后，以左手拇指和中指将小鼠背部皮肤轻轻提起，食指轻按其皮肤，使其形成一个三角小窝，右手持注射器从三角窝下部刺入皮下，轻轻摆动针头，如易摇动则表明针尖在皮下，回抽无血后可将药液注入。针头拔出后，以左手在针刺部位轻轻捏住皮肤片刻，以防止药液流出。一次注射量约为 0.01ml/g 体重。

2）大鼠皮下注射：注射部位可在背部或后肢外侧皮下，注射方法参照小鼠皮下注射，一次注射量为 0.01～0.03ml/g 体重。

（3）静脉注射：小鼠、大鼠静脉注射多采用尾静脉注射。鼠尾静脉有 3 根，两侧及背侧各 1 根，左、右两侧尾静脉较易固定，应优先选择。注射时，先将动物固定于固定器或铁丝网笼内，或扣于烧杯内，将全部尾巴露在外面，以右手食指轻轻弹尾尖部，必要时可用 45～50℃的温水浸泡尾部半分钟或用 75% 的乙醇棉球擦拭尾部，使血管扩张充血、表皮角质软化，以拇指与食指捏住尾部两侧，使尾静脉充盈明显，中指从下托起尾巴，无名指和小指夹持尾尖部（图 15-2）。用 4 号针头，令针头与静脉平行（小于 30°）刺入，推动药液无阻力，且可见沿静脉血管出现一条白线，说明针头在血管内，可注入药液。如遇到阻力较大，皮下发白且有隆起，说明针头不在静脉血管内，需拔出针头重

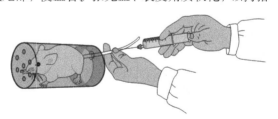

图 15-2 鼠尾静脉注射法

新穿刺。注射完毕后，拔出针头，轻按注射部位止血。鼠尾静脉注射一般从尾尖端开始，渐向尾根部移动，以备反复使用，一次注射量为 0.005～0.01ml/g 体重。

（4）腹腔注射

1）小鼠腹腔注射：左手固定动物，使其腹部向上，右手持注射器在腹白线偏左或偏右的下腹部刺入皮下，针头向前推进 3mm 后，使注射针头与皮肤面呈 45° 刺入腹肌，当感到有落空感时表示已进入腹腔，回抽无肠液、尿液及血液后即可注射（图 15-3）。一次注射量为 0.01～0.02ml/g 体重。

2）大鼠腹腔注射：皆可参照小鼠腹腔注射法。大鼠一次注射量为 0.01～0.03ml/g 体重。

3. 小鼠和大鼠的麻醉 为了消除动物在手术或实验中的疼痛，减少挣扎，保持安静，使实验便于操作和顺利进行，常对实验动物采用必需的麻醉。动物麻醉的关键在于正确选择麻醉

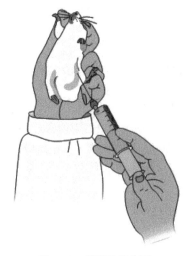

图 15-3　鼠腹腔注射法

药和麻醉方法。

小鼠和大鼠麻醉：常用 10%氨基甲酸乙酯 1g/kg 腹腔注射。

4. 小鼠和大鼠的取血和器官解剖

（1）小鼠和大鼠常见的取血方法

1）剪尾取血法：需血量较少时采用此法取血。先将动物固定或麻醉，并露出尾巴，将鼠尾用乙醇涂擦或用 45～50℃温水浸泡使血管扩张，然后将鼠尾擦干，用剪刀剪断尾尖一定长度（小鼠 1～2mm 或大鼠 3～5mm），尾静脉血即可流出。为采取较多的血，可用手轻轻地从尾根部向尾尖挤捏。取血后，用棉球压迫止血或用火烧灼止血。也可采用切割尾静脉方法取血，用一锋利刀片在尾尖部切割开一段尾静脉，静脉血即可流出，每次可取 0.3～0.5ml，这种方法主要适用于大鼠。

2）眼眶动脉和眼眶静脉取血法：左手将鼠倒置固定，且用拇指和食指捏紧头颈部皮肤，使鼠眼球突出。右手持眼科弯镊或止血钳，钳夹一侧眼球根部，将眼球摘出，并用镊子头部捅破眼球后包膜，将血滴入玻璃管内，直至流血停止。此法由于取血过程中动物未死，心脏不断跳动，一般可取鼠体重 4%～5%的血液量，是一种较好的取血方法，但这种取血方法易导致动物死亡，只适用一次性取血。

3）颈动脉及颈静脉、股动脉及股静脉取血法：动物麻醉后仰卧固定于鼠板上，分离暴露出上述任一条血管，将注射针沿动脉或静脉走向平行刺入血管，抽取所需血量。20g 小鼠可抽血 0.6ml，300g 大鼠可抽血 8ml。也可把颈静脉或颈动脉用镊子挑起剪断，用试管取血或用注射器抽血，经股静脉连续多次取血时，穿刺部位应尽量靠近股静脉远心端。

4）断头取血法：左手拇指和食指抓紧鼠颈部位皮肤，并将动物头朝下，右手持剪刀，剪掉鼠颈部，让血流入试管内。小鼠可取血 0.8～1.2ml，大鼠可取血 5～10ml。

（2）小鼠和大鼠的器官解剖：小鼠和大鼠处死后应立即解剖，越早越好，最好在处死后 2～3min 内解剖器官。通常以仰卧位固定动物尸体，解剖顺序为先腹腔后胸腔，再脑、脊髓、骨髓和皮肤肌肉等。

1）腹腔器官解剖：沿腹部正中线切开腹前壁，再沿最低位肋骨分别向左右两侧切开侧腹壁至脊柱两旁，完全暴露腹腔器官。腹腔器官剖取的顺序一般是脾、肝、胃、胰、肠、肾和肾上腺等。

2）盆腔器官解剖：将雄性动物输尿管、膀胱、前列腺及尿道后部相连的组织剥离后，将两侧输尿管、膀胱、睾丸、精囊腺、前列腺一同取出；雌性动物可将两侧卵巢、输卵管、子宫角、子宫体一同取出。

3）胸腔器官解剖：用镊子夹住胸骨剑突，剪断膈肌与胸骨的连接，提起胸骨，在胸椎两侧分别剪断左、右侧胸壁的肋骨，取下整个胸壁，依次取出胸腺和心脏。将下颌的两下颌支内侧与舌连接的肌肉切断，将咽、喉、气管、食管与周围组织分离，用镊子夹住气管向上提起，剪断肺与胸膜的连接韧带，然后将咽、喉、气管、食管同整个肺一并取出。

4）颅腔及脑解剖：小动物从枕骨剪开颅骨，小心剪去颅顶骨片，暴露大脑、小脑和延髓。大动物可用弓形锯沿眉弓至枕外隆凸上 0.5cm 连线锯开，用刀背轻轻将脑从颅底分出，依次切断各对颅神经，借脑本身重量从颅内脱出，再切断延髓和脊髓交界处，用尖小刀从蝶骨鞍槽内剥离与脑垂体相连的周围组织，最后将整个脑和脑垂体托出。

5. 小鼠肿瘤的移植

（1）瘤细胞悬液的制备：在无菌条件下取瘤块，除去坏死组织，将数个瘤块混合，剪成小块，用玻璃组织匀浆器研磨，磨匀后放入无菌容器内，并把容器放置于冰块上，加适量 0.9% NaCl 溶液稀释成 1∶3～1∶4 的瘤细胞悬液（细胞数为 $1×10^7$/ml）。

（2）瘤细胞悬液的接种：用针筒抽吸瘤细胞悬液 0.2ml，接种于同种异体动物（异种移植于裸鼠）右前肢腋窝皮下（接种部位皮肤应先消毒）。注意：每次用针筒抽吸前应将瘤细胞悬液混匀，整个操作应在 30min 内完成。

【注意事项】

1. 大鼠在惊恐或激怒时易咬人，捉拿时最好戴防护手套或用一块布盖住后捉拿，这样对大鼠的刺激小，并可防止咬伤。

2. 灌胃前应禁食 4～8h，以免胃内容物太多增加注入物质的阻力和影响注入物质的吸收速率。

3. 实验过程中如麻醉过浅，动物会出现挣扎、呼吸急促及鸣叫反应，可临时补充麻醉药，但一次补充剂量不宜超过总量的 1/5，待动物安静和肢体放松后可继续实验。

4. 小鼠肿瘤的移植应在无菌条件下进行。

【思考题】

1. 实验动物麻醉的目的是什么？

2. 实验动物麻醉常用的麻醉药及麻醉方法有哪些？

（王瑞幸　林默君）

实验十六　动物实验基本技术 2

【实验目的】

1. 掌握动物的基本手术操作。

2. 掌握动物呼吸、膈神经放电、血压和心电图的采集、记录和测量方法，并观察不同因素对动物呼吸、膈神经放电、血压和心电图的影响。

【实验原理】　呼吸运动是在中枢神经系统的调控下节律地进行的。呼吸中枢的节律性活动通过膈神经和肋间神经传出影响膈肌和肋间肌的活动，从而产生节律性呼吸运动。体内、外各种因素（特别是化学因素）可直接作用于呼吸中枢或通过感受器反射性地调节呼吸运动，在缺氧或窒息等情况下，它们引起的化学感受性反射可兴奋心血管中枢，使内脏血管收缩，外周阻力增大，血压升高。

【实验对象】　家兔，体重为 2.0～2.5kg，雌雄不拘。

【实验器材】　RM6240 生物信号采集处理系统或 BL-420 生物机能实验系统、呼吸流量换能器、神经引导电极、压力换能器、哺乳类动物手术器械 1 套、0.9% NaCl 溶液、20%氨基甲酸乙酯、3%乳酸溶液、0.1g/L 盐酸肾上腺素溶液、CO_2气囊、橡皮管和钠石灰瓶。

【实验方法】

1. 手术操作

（1）家兔的捉拿：家兔的正确捉持方法为右手抓住颈背部皮肤，轻轻提起，左手迅速托住其臀部，使兔呈坐位姿势，动物体重主要落在实验者的左掌心上，以免损伤动物颈部。切忌捉拿双耳（图 16-1）。

（2）家兔的麻醉和固定：一般采用20%氨基甲酸乙酯按5ml/kg剂量由耳缘静脉注射麻醉。兔耳缘静脉沿耳背后缘走行，拔去或剪去覆盖在静脉皮肤上的兔毛，血管即显现出来。注射前将兔耳略加搓揉或用手指轻弹血管，使兔耳血流增加。用左手食指和中指夹住耳缘静脉近心端，以阻断血液回流使静脉充血扩张，拇指和小指夹住耳缘部分，无名指放在耳下作垫，右手持注射器使针头尽量由静脉末端刺入（为以后的进针留有余地），后顺静脉回流方向深入1cm，放松左手食指和中指对血管的压迫，左手拇指和食指移至针头刺入部位，将针头与兔耳固定，后进行药液注射。若注射阻力较大或出现局部肿胀，说明针头没有刺入静脉，应立即拔出针头重刺，若推注阻力不大，可将药液缓慢注入。静脉注药时应坚持先快后慢的原则，并必须密切注意动物的麻醉深度。注射完毕后，与血管平行地将针头抽出，随即用一块棉球压迫针眼，以防止出血。

麻醉后将家兔仰卧位固定在手术台上：先将棉绳的一端绑在四肢的踝关节上部，然后将两后肢拉直，并分开绑在手术台后缘两侧的固定钩上，两前肢需平直放在两侧，将绑两前肢的棉绳从动物背后交叉穿过，并压着对侧前肢的小腿部，再分别绑在手术台两侧的固定钩上；再用一根棉绳，一端拉着兔的两只上门齿，另一端在手术台前的铁柱上绕两圈后打结固定。

（3）备皮和皮肤切开：左手将颈部皮肤绷平，右手持弯手术剪平贴于皮肤，并逆着毛的朝向，将切口部位及其周围的被毛剪去。颈部切口部位通常在颈前正中线，上起甲状软骨，下达胸骨上缘。切口的长度为3.5～6cm，再用左手拇指和另外四指将颈部切口上端两侧的皮肤绷紧固定，右手持手术刀沿颈部切口部位切开皮肤。

（4）气管分离及插管术：用止血钳插入左右两侧胸骨舌骨肌之间，作钝性分离，暴露出气管腹面，再在喉头下分离气管两侧及其与食管间的结缔组织，游离出气管并在其下方穿两根粗丝线。提起丝线，在喉头下2～3cm的两软骨环间，用手术剪横向切开气管壁，再用手术剪朝气管头端作一长约0.5cm的纵切口，使整个切口呈"⊥"形，将口径适当的气管插管由切口向肺端插入气管腔内，用事先穿过的一根丝线结扎插管，并绕插管分叉处一圈打结固定，用另一根丝线将头端的气管切口结扎，以免气管切口处渗血（图16-2）。将气管插管的一侧管口夹闭，另一侧管口与呼吸流量换能器相连。

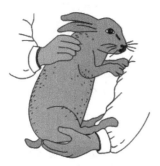

图16-1　兔捉拿法

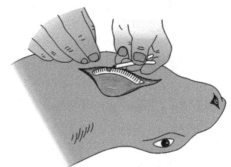

图16-2　气管插管法

（5）膈神经分离：用止血钳在颈外静脉和胸锁乳突肌之间向深处分离，当分离到气管边缘近颈椎处时，可见到较粗的臂丛神经从后外方走行，在臂丛神经的内侧有一条较细的神经——膈神经，它约在颈部下1/5处横跨臂丛神经并与臂丛神经交叉，向内、后下走行，用玻璃分针小心地将膈神经分离出1～2cm，并在神经下穿一丝线备用。为使电位记录幅度较大，可小心地剥去神经干周围的结缔组织膜。

（6）颈总动脉分离及插管术：用左手拇指和食指捏住颈部皮肤和肌肉，中指从皮肤外向上顶起外翻，可清楚地看见颈部血管神经束。在距甲状腺下方较远的部位，用止血钳或玻璃分针轻轻地分离颈总动脉与神经之间的结缔组织，分离颈总动脉 2~3cm，并在其下方穿两根丝线备用。用一根丝线将颈总动脉的远心端扎牢，并在结扎线下方 2cm 处用动脉夹将颈总动脉夹闭，用眼科剪尽可能靠近远心端结扎处，并与血管呈 45°、向心方向在动脉上剪一 "V" 形小口（约为管径的 1/2），用弯眼科镊挑起血管切口边缘，向心脏方向插入与压力换能器相连的导管 2cm，用另一根丝线将导管与动脉扎紧，并将余线结扎于导管的固定环上以防滑出。

2. 仪器系统连接和参数设置

（1）仪器系统连接：将呼吸流量换能器输入导线连接到 RM6240（或 BL-420）系统的通道 1；将膈神经置于神经引导电极上并将神经引导电极输入导线连接到通道 2；将压力换能器输入导线连接到通道 3；将 3 芯生物电电缆连接的鳄鱼夹分别夹住针头，后将 3 个针头分别插入家兔右前肢和两后肢的皮肤下（正极：红色，接左后肢；负极：绿色，接右前肢；参考极：黑色，接右后肢），其输入导线连接到通道 4。

（2）参数设置：打开仪器电源，启动电脑，进入 RM6240（或 BL-420）系统相应界面。RM6240 系统，采样频率为 20kHz；扫描速度为 100ms/div；通道 1 信号模式为流量[ml/s（1L）]，灵敏度为 5ml/s，时间常数交流低增益，高频滤波为 30Hz；通道 2 信号模式为生物电，灵敏度为 50μV，时间常数为 0.001s，高频滤波为 3kHz；通道 3 信号模式为血压（mmHg），灵敏度为 90mmHg，时间常数直流，高频滤波为 30Hz；通道 4 信号模式为心电，灵敏度为 1mV，时间常数为 0.2s，高频滤波为 100Hz，点出 "示波" 按钮开始实验。BL-420 系统，选择菜单 "输入信号" → "通道 1" → "呼吸"，"输入信号" → "通道 2" → "神经放电"，"输入信号" → "通道 3" → "压力"，"输入信号" → "通道 4" → "心电"，各通道参数设置同 RM6240 系统，点出 "数据记录" 按钮开始实验。

【实验观察项目】

1. 描记正常呼吸流量曲线、膈神经放电波形、血压曲线和心电图波形：观察呼吸运动节律与膈神经放电频率的关系，比较吸气和呼气时膈肌放电幅度和频率的变化；观察血压曲线与心电图波形的关系；观察呼吸与血压之间关系。

2. CO_2 对呼吸、膈神经放电、血压和心电图的影响：将装有 CO_2 的气囊通过一细塑料管靠近呼吸流量换能器的进气口，让家兔吸入高浓度的 CO_2 气体若干毫升，观察并记录 CO_2 对呼吸、膈神经放电、血压和心电图的影响

3. 缺氧对呼吸、膈神经放电、血压和心电图的影响：将呼吸流量换能器的进气口、出气口和装钠石灰广口瓶的一开口通过三通管相连在一起，广口瓶的另一开口与盛有一定容量空气的气囊相连。观察缺氧对呼吸、膈神经放电、血压和心电图的影响。

4. 血液酸碱度对呼吸、膈神经放电、血压和心电图的影响：由耳缘静脉快速注入 3%乳酸溶液 2ml，观察 H^+ 增多对呼吸、膈神经放电、血压和心电图的影响。

5. 肾上腺素对呼吸、膈神经放电、血压和心电图的影响：由耳缘静脉快速注入 0.1g/L 盐酸肾上腺素溶液（剂量为 0.1ml/kg），观察肾上腺素对呼吸、膈神经放电、血压和心电图的影响。

【注意事项】

1. 膈神经分离要干净，且不能有血和组织粘在神经上。

2. 进行乳酸溶液静脉注射时，要避免乳酸溶液外漏，引起动物躁动影响实验结果。

3. 每进行一项实验项目后，应等呼吸恢复稳定后再进行下一项。

【思考题】

1. 试述呼吸运动与膈神经放电之间的关系。

2. 试述血压与心电图之间的关系。

3. 试述呼吸与血压之间的关系。

4. 试述吸入气 CO_2 浓度增加、缺氧和血中 H^+ 浓度增加对呼吸和血压的影响。

（王瑞幸　林默君）

扫二维码看
彩图

实验十七　组织切片技术与特殊染色

一、切片技术

（一）组织石蜡切片技术

组织块经过常规固定、脱水、透明、浸蜡、包埋形成石蜡组织包埋块，利用石蜡切片机将组织切成一定厚度片子的过程，称为组织切片。可对组织切片根据需要进行 HE 染色、特殊染色或免疫组织化学染色等各种染色。组织切片技术是病理临床诊断、人体或动物实验形态学研究的重要基础。

【实验目的】　熟悉组织石蜡切片过程。

【实验材料】　石蜡组织包埋块、一次性切片刀、载玻片、手套、医用纱布、纸巾。

【实验仪器】　轮转式石蜡切片机（图 17-1）、冷冻台、摊片机、烤片机、恒温箱、染色架、晾片架、切片盒、眼科弯镊、毛笔。

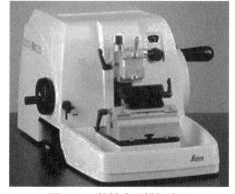

图 17-1　轮转式石蜡切片机

【切片操作过程】

1. **安装样品**　将组织包埋块安装在切片机的样品夹头内。

2. **安装切片刀并调节刀座位置**　将切片刀刀片固定在刀座的刀夹上，调节刀座位置并靠近组织包埋块平面，固定好刀座。

3. **调节切片刀的切片角度**　切片机的刀座上有刻度盘，范围为 0°～10°，可调节切片的角度，一般设定为 8°比较合适。

4. **调节组织包埋块的切面**　可利用切片机样品夹头调节组织包埋块的切面向上、向下或向左、向右，使切面与刀口平行。

5. **调节切片厚度**　调节器可调节切片厚度为 1～10μm，一般选择厚度为 4μm。

6. **修块**　左手转动切片机左侧的快进手轮，使组织包埋块前进接近刀锋，同时右手转动切片机右侧的摇动手轮，让组织包埋块上下移动进行修切蜡块，直到暴露出完整的组织面，松开左手的手轮，再继续用右手按顺时针方向摇动手轮，逐渐使蜡块切成完整而又平滑的切片。

7. **切片**　切片机切片手轮转动一圈，组织包埋块则按已设定好的切片厚度切出一张切片，如需要连续切片则连续转动切片手轮。切片时，左手持毛笔，轻轻将蜡带挑起，并牵引成带，切好片后，用右手持一眼科弯镊轻轻夹起第一张组织蜡片的一端，再用左手的毛笔将蜡带的另一端从刀上分离下来，平放在蜡带盒上，靠刀面的一面较光滑，朝下放置，较皱的一面朝上。

8. **切片完毕**　应将周围的蜡屑清扫干净，关上切片机手轮的固定锁。盖上防尘罩。

9. **摊片**　将切下的切片蜡膜用眼科弯镊及毛笔移入摊片机的水槽内，漂浮在 40～48℃温水表面，使切片铺展开，必要时用眼科弯镊轻展。

10. **捞片与烤片** 将载玻片倾斜放入水槽中，靠近蜡片并捞起蜡片，使切片粘贴于载玻片标签外的玻片中间。在恒温箱中（60～65℃）烘烤 0.5～2h。

【注意事项】

1. 石蜡切片的厚度通常为 3～4μm，根据组织的类型或研究的需要，切片厚度有所不同。

2. 确保切片刀、组织夹持器及刀座等固定牢固。

3. 切片时用力柔和，保证切片厚薄均匀和组织完整。

4. 切完每一块组织，应将切片刀上组织碎屑清扫干净，避免组织污染。

5. 控制好摊片的水温，以 40～48℃为宜，可根据气温与组织的类型做适当调整。

6. 保持摊片机水槽内水的洁净，避免组织污染。

【切片结果】 切片完整、厚薄均匀、平坦无褶、没有刀痕。

【思考题】

1. 如何根据自己的实验目的控制切片的厚度、摊片水温度及烤片温度？

2. 哪些环节容易引起组织污染？

（二）组织冷冻切片技术

冷冻切片是将新鲜组织块冷冻后在低温恒冷切片机中直接进行切片的一种快速切片方法，在临床患者的术中快速病理诊断应用最为广泛，还常用于某些组织成分如脂质、酶类等的鉴定及组织的免疫荧光研究等方面。

【实验目的】 熟悉组织冷冻切片过程。

【实验材料】 新鲜组织块、一次性切片刀、载玻片、手套、医用纱布、纸巾、包埋剂 OCT（聚乙二醇和聚乙烯醇的水溶性混合物）。

【实验仪器】 低温恒冷切片机（图 17-2）、液氮罐、-80℃低温冰箱、-20℃冰箱、染色架、凉片架、切片盒、眼科弯镊、眼科直镊、毛笔。

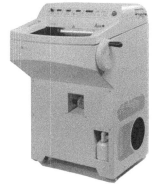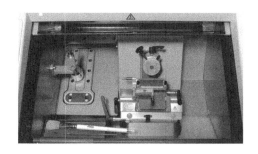

图 17-2 低温恒冷切片机及其内部结构

【切片操作过程】

1. **设定温度** 设定冷冻切片机的冷冻室温度为-25～-18℃；设定快速冷冻台温度为-40～-30℃；设定冷冻头的温度为-35～-16℃。

2. **调节切片厚度** 一般设定厚度为 4～10μm。

3. **取材** 组织标本的取材大小厚薄适宜，剔除多余的脂肪组织；避免器械对组织的挤压。

4. **OCT 冷冻包埋** 在组织样品头加入少量的冷冻包埋剂 OCT，然后放上组织标本，所需的组织面朝上，并在组织四周和上面加入适量 OCT。

5. **急速冷冻** 将组织样品头放在冷冻切片机内的冷冻台进行冷冻，可手持冷冻锤轻轻贴在用 OCT 包埋的组织块上面，数十秒钟后放开手，让冷冻锤压着组织，组织即可急速冷冻包埋。

6. **安装样品头** 将组织冷冻包埋好的样品头安装在冷冻切片机的样品夹头内并夹紧，根据待切组织的类型调整冷冻头温度。

7. **修块** 分别按样品快进/缩和慢进/缩的按键，使组织切面靠近刀锋，转动切片手轮，同时按慢进键两者配合修切组织，直至切出组织的最大切面。连续多次转动切片手轮进行切片，使组织面平滑而不会出现切面有筛洞现象，才开始切片。

8. **切片** 放下防卷板，开始切片，匀速转动切片手轮，使切出的组织片顺着防卷板和切片刀之间平摊在刀座铁板面上。

9. **贴片** 掀起防卷板，用载玻片轻轻贴紧组织片，组织片即可贴附在载玻片上。

10. **切下的冰冻切片处理** 如是术中快速诊断的切片，立刻用 95%乙醇或 AAF 固定液（95%乙醇 85ml，冰醋酸 5ml，甲醛 10ml）快速固定，并进行 HE 染色等。用于脂质、酶类鉴定及研究等的组织冷冻切片，可以保存在-80～-20℃冰箱内。不同的组织内含物可保存的时间不同，温度越低保存的时间越长。

【注意事项】

1. **冷冻室温度设定** 必须预先设定好温度，以保证切片时达到预期所需的温度。不用时，应将冷冻室温度调至-10～-5℃，以减轻压缩机负担。

2. **急速冷冻的温度与时间** 因组织类型的不同而异。细胞多的组织如肝、肾等及肿瘤组织在-20℃冷冻 30～60s 即可；含脂肪多的组织需要在-35℃或更低的温度下冷冻 60～90s；一些容易形成结晶水的组织如脑、肌肉等必要时可使用液氮急速冷冻。

3. **防卷板使用技巧** 切片时，如切片未能顺利平摊在刀座铁板面上，应重新调整防卷板的位置，调节防卷板慢慢向前或向后移动，使防卷板末端与切片刀锋几乎相接合平行一致即可。如不使用防卷板，切出的切片经常会稍有卷起，可用预冷的毛笔轻轻扫平后立即贴片。

4. **载玻片的要求** 洁净并有黏附的处理；此外，载玻片应放置在室温条件下，贴片时由于温度差的作用可使组织片很容易吸附贴紧在载玻片上。

5. **冷冻切片后的组织处理** 将术中冷冻的标本，按常规制片流程进行组织固定，以进一步做病理诊断。用于脂质、酶类鉴定与研究的组织标本保存于-80℃低温冰箱或液氮罐中，以便于相关研究的再利用。

6. **避免组织污染** 切完每一块组织，应将切片刀上及防卷板上的组织碎屑清扫干净。

7. **切片机的使用维护** 完成切片后，将样品头、刀座等部件复位。将冷冻室与冷冻头的温度调节到初始状态。将切片机内部清扫干净并启用消毒功能或用紫外光进行消毒。

【切片结果】 贴片恰当、切片完整、厚薄均匀、平坦无褶、没有刀痕、无冰晶。

【思考题】

1. 冷冻切片的用途是什么？切下的冷冻切片如何处理？

2. 怎样调整不同组织的冷冻温度及时间？

二、苏木精-伊红染色技术（HE 染色）

HE 染色是病理实验室中的一种常规染色方法，广泛被应用于病理诊断、教学和科研等领域，因此，做好高质量的 HE 染色具有非常重要的意义。

【实验目的】 熟悉石蜡组织切片 HE 染色方法。

【实验原理】 细胞核内的染色质主要成分是 DNA，DNA 双链上的磷酸基团向外，带负电荷且呈酸性，很容易与带正电荷的碱性染料苏木精结合而染成蓝色，因此，苏木精将细胞核染成蓝色。伊红 Y 是一种酸性染料，在水中解离成带负电荷的阴离子，与细胞质内带正电荷的阳离子结合使细胞质染成红色。

【实验材料】 石蜡组织切片、二甲苯、无水乙醇、苏木精、伊红、HCl 溶液、冰醋酸、硫酸铝钾、氧化汞、碘酸钠、盖玻片、中性树胶。

【实验仪器】 显微镜、恒温箱、电磁炉、电子天平、酸度计、电吹风、染色缸、染色架、切片盘、量筒、量杯、烧杯、吸管。

【染色过程】

1. **切片脱蜡至水** ①二甲苯Ⅰ 10～15min。②二甲苯Ⅱ 10～15min。③100%乙醇 1～2min。④95%乙醇 1～2min。⑤80%乙醇 1～2min。⑥70%乙醇 1～2min。⑦自来水冲洗 5～10min。

2. **HE 染色** ①苏木精液浸染 5min。②自来水冲洗 5～10min。③1% HCl 溶液分化数秒钟。④自来水冲洗蓝化 10～30min。⑤伊红浸染数秒钟。

3. **脱水、透明** ①脱水：95%乙醇Ⅰ 1min；95%乙醇Ⅱ 1min；100%乙醇Ⅰ 1min；100%乙醇Ⅱ 1min。②透明：二甲苯Ⅰ 2min；二甲苯Ⅱ 2min。

4. **封片** 滴加适量的中性树胶于组织切片的中央，取一洁净的盖玻片，将盖玻片轻轻地放中性树胶上面，校正好盖玻片方向，将封好的切片放置在恒温箱中干燥。

【染色结果】 细胞核呈蓝色，细胞质、肌纤维、胶原纤维等呈深浅不同的红色，红细胞呈橘红色（图 17-3）。

【注意事项】

1. **脱蜡** 脱蜡时间要充分，脱蜡不干净，染色不均匀，镜下可见点状的不着色的斑点。

2. **苏木精染色时间** 一般为 5～8min，最佳的染色时间需依据苏木精液的成熟程度、组织的类型、切片的厚薄、室温等做相应的调整。

3. **适度分化** 分化就是用某些试剂（如 HCl 溶液），将组织切片上过度染色的或不需

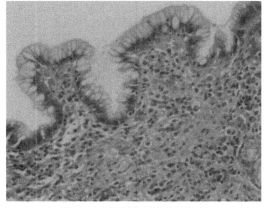

图 17-3 胃黏膜石蜡组织切片
HE 染色，×400

着色的染色剂脱去，使细胞核色泽深浅适当与胞质形成鲜明的对比。切片分化不足或分化过度，都将使核质反差不好。最好在镜下观察，结果应当是细胞质、肌纤维、结缔组织等基本无色，细胞核为蓝色，核膜、核仁清晰。

4. **蓝化** 指用明矾苏木精液染细胞核后，通过 HCl 溶液分化，切片从酸性环境中转移到流水中使之变蓝的过程。一般用流水冲洗 15～30min。若冲水时间太短则容易脱色，不利于切片的保存。

5. **伊红染色及分化** 伊红一般染 10s，但染色时间要根据染液使用时间的长短及细胞核染色的深浅等作调整，一般以红细胞呈橘红色，胶原纤维呈鲜红色为准。

6. **防止片内污染** 用苏木精染色前，务必用纸把染液表面的氧化膜滤去，否则会污染切片。

7. **切片脱水、透明** 此步务必要彻底，否则封片后呈白雾状，在显微镜下组织结构模糊不清，也不利于切片的保存。

8. **封片** 以封片无气泡、树胶不外溢为宜。中性树胶过稠或过少，容易产生气泡，过稀或过多，树胶外溢，影响美观。

9. 在载玻片的一端贴上标签，标签上的号码准确无误、字迹清楚、无涂改。

【思考题】

1. 切片脱蜡至水与染色后脱水至透明的程序有何区别？

2. 适度分化的意义是什么？

【试剂配制】

1. **Harris 苏木精染液** 苏木精 1g、无水乙醇 10ml、硫酸铝钾 20g、蒸馏水 200ml、氧化汞 0.5g、冰醋酸 8ml，先用无水乙醇溶解苏木精，用蒸馏水加热溶解硫酸铝钾至即将沸腾，然后将已溶解的苏木精液倒入混匀，溶液沸腾时，切断电源，加入氧化汞并迅速搅拌溶液，立即用冰水冷却，静置过夜，过滤备用。使用前加入冰醋酸并混匀。

2. **Gill 改良苏木精液** 苏木精 2g、无水乙醇 250ml、硫酸铝钾 17.6g、蒸馏水 750ml、碘酸钠 0.2g、冰醋酸 20ml，先将苏木精溶于无水乙醇，硫酸铝钾溶于蒸馏水，再将两液混合后加碘酸钠，最后加入冰醋酸。此配方为半氧化苏木精液，碘酸钠为氧化剂，硫酸铝钾为媒染剂，此液新配制时很少有氧化膜。

3. **HCl 溶液分化液** 浓 HCl 溶液 1ml、蒸馏水 99ml。

4. **0.25%～0.5%伊红 Y 水溶液** 伊红 Y 0.25～0.5g、蒸馏水 100ml、冰醋酸 1 滴。

三、特殊染色技术

特殊染色是将组织切片用一种或多种染液，经过一定的时间和温度，使组织、细胞或其他异常成分被染上深浅不同的颜色，进而进行疾病的诊断，有效弥补了常规 HE 染色的不足。

【实验目的】 熟悉常见特殊染色（阿尔辛蓝染色法、高碘酸希夫染色法、Masson 三色染色法及 Gomori 醛品红法）染色过程，了解染色原理。

（一）阿尔辛蓝染色法（pH 2.5）

【染色原理】 阿尔辛蓝（alcian blue，AB）是一类铜酞花青染料，易溶于水，由于分子内含有铜所以呈蓝色；阿尔辛蓝为氯盐，带阳电荷，是一个碱性染料，与组织内含有的阴离子基团如羧基和硫酸根的酸性黏液物质形成不溶性复合物，即染料分子中带正电荷的盐键和酸性黏液物质中带负电荷的酸性基团结合而呈蓝色，其结合又与 pH 有关，pH 2.5 时含羧基和弱硫酸根的黏液物质着染蓝色，强硫酸化黏液物质不着染或淡染。

【实验材料】 石蜡切片、二甲苯、无水乙醇、HCl 溶液、冰醋酸、阿尔辛蓝 8GX、麝香草酚、核固红、硫酸铝、载玻片、中性树胶、盖玻片、定性滤纸。

【实验仪器】 生物双目显微镜、恒温箱、电磁炉、电子天平、染色架、电吹风、染色缸、三角烧瓶、量筒、烧杯。

【染色步骤】

1. 石蜡组织切片厚为 4μm 脱蜡至水，用蒸馏水稍洗。

2. 用阿尔辛蓝液（pH 2.5）滴染 15～20min。

3. 用流水稍洗。

4. 必要时进行核固红复染 5～10min。

5. 稍水洗。

6. 常规脱水、透明、中性树脂封固。

【染色结果】 含羧基黏液和弱硫酸化黏液物质呈蓝色，如结肠黏膜杯状细胞内酸性黏液呈蓝色（图 17-4），核固红复染时，细胞核呈红色。

【注意事项】

1. 阿尔辛蓝液内含 3%的冰醋酸使其pH 相当于 2.5，麝香草酚作为防腐剂，防止真菌生长，该液配制好后放置于-4℃冰箱可保存使用 1 年。

2. 此法不宜用 Ehrlich 苏木精复染核，因其可淡染黏液。

【思考题】　是否所有的酸性黏液样物质都被 pH2.5 的阿尔辛蓝染液着染蓝色，为什么？

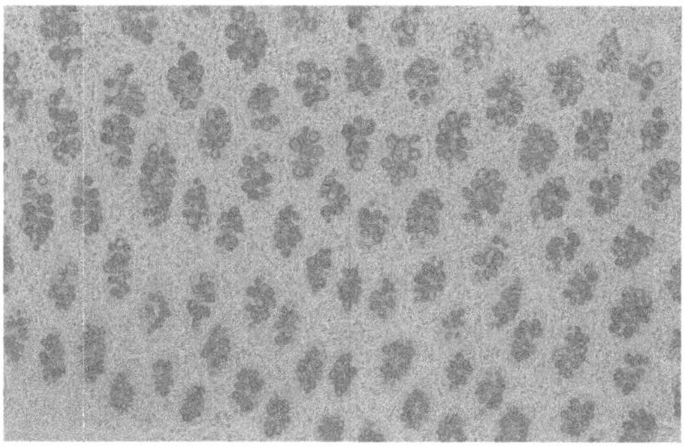

图 17-4　结肠组织石蜡切片染色结果
阿尔辛蓝（pH 2.5）法 结肠黏膜杯状细胞内酸性黏液物质呈蓝色

【试剂配制】

1. **阿尔辛蓝液**（pH 2.5）　阿尔辛蓝8GX 1g、蒸馏水 97ml、冰醋酸 3ml、麝香草酚 50mg，充分溶解，过滤后使用。

2. **核固红液**　核固红 0.1g、蒸馏水 100ml、硫酸铝 5g、麝香草酚 50mg，取洁净三角烧瓶两只，一只盛蒸馏水 30ml，稍加热至约 50℃，倾入核固红，用玻璃棒轻轻搅动使溶解；另一只盛蒸馏水 70ml，倾入硫酸铝，摇动使其完全溶解，与核固红液混合，过滤后加入麝香草酚。

（二）高碘酸希夫染色法（periodic acid-Schiff stain，PAS 染色）

【染色原理】　碱性复红经偏重亚硫酸钠作用，成为无色品红，又称希夫试剂、Schiff 试剂。高碘酸是氧化剂，使胞质内存在的糖原或多糖类物质（如黏多糖、黏蛋白、糖蛋白、糖脂等）中的乙二醇基氧化，形成双醛基，暴露出来的醛基与 Schiff 试剂中的无色品红结合，形成紫红色复合物而沉积于细胞内多糖所在处，称为高碘酸希夫（PAS）阳性反应，该染色方法主要用于糖原、基底膜、真菌、淀粉样物等的染色。

【实验材料】　石蜡组织切片、二甲苯、无水乙醇、苏木精染液、HCl 溶液、冰醋酸、高碘酸、碱性品红、偏重亚硫酸钠、活性炭、载玻片、中性树胶、盖玻片、定性滤纸。

【实验仪器】　显微镜、恒温箱、电磁炉、电子天平、酸度计、染色架、电吹风、染色缸、染瓶、量筒、烧杯。

【染色步骤】

1. 将石蜡组织切片（厚为 4μm）脱蜡至水，用蒸馏水稍洗。

2. 用 0.5%高碘酸溶液氧化 10min。

3. 用流水冲洗 5min，蒸馏水冲洗 2 次。

4. 用 Schiff 试剂染色 10～20min（必要时加温）。

5. 用 0.5%偏重亚硫酸钠作用 1～2min（染色太深时用）。

6. 用流水冲洗 5min（对着色较深的切片可缩短冲洗时间）。

7. 用苏木精复染 1～3min，必要时分化，用流水冲洗 5min。

8. 常规脱水、透明、中性树脂封固。

【染色结果】　糖原、中性黏多糖、霉菌等染色呈紫红色（图 17-5）。

【注意事项】

1. 用于配制试剂与染色用的玻璃器皿要求十分洁净。

2. 碱性品红有不同的品牌与批号，纯度也有差异，质量好坏直接影响无色品红的染色效果。

3. 偏重亚硫酸钠质量要求高，陈旧且无硫的刺激性气味时，应避免使用，否则配制不

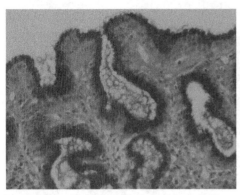

图 17-5 胃黏膜石蜡组织切片染色结果
PAS 染色,
中性黏多糖呈紫红色

成功。

4. Schiff 试剂需分装入小口的棕色瓶内并密封，保存于 4℃冰箱内，染液变为红色则失效，应避免使用。

5. 切片入染液前一定要经蒸馏水充分洗。

【思考题】

1. PAS 染色法中，高碘酸的作用是什么？

2. 配制 Schiff 试剂应注意哪些事项？

【试剂配制】

1. 0.5%高碘酸溶液。

2. Schiff 试剂　碱性品红 1g、双蒸水 200ml、1mol/L HCl 溶液 20ml、偏重亚硫酸钠 1.5g、活性炭 2g，取一个 500ml 洁净的三角烧瓶加 200ml 的双蒸水，加热煮沸后，移开火源，迅速加入碱性品红 1g 于煮沸的蒸馏水内并搅拌溶解，此时溶液为深红色；过滤于洁净的砂塞瓶内，待溶液冷却至 50℃左右，加入 1mol/L HCl 溶液 20ml，稍摇动使混匀；再待冷却至 25℃左右，加入偏重亚硫酸钠 1.5g，塞紧瓶塞，摇动瓶子，让混合液充分混匀后，置暗处 24h，此时溶液呈稻草色。加入活性炭 2g，轻轻摇动 2min，静置 1h，过滤于棕色砂塞瓶内，此时溶液应完全无色，故称无色品红液。置于 4℃冰箱保存。

3. 0.5%偏重亚硫酸钠溶液。

（三）Masson 三色染色法

【染色原理】　Masson 三色染色是利用多种分子量大小不同的染料来显示组织内胶原纤维、肌纤维及细胞核等物质的方法。染色原理与组织的渗透性及阴离子染料分子的大小有关：胶原纤维结构疏松，渗透性大容易被大分子的阴离子染料着色；肌纤维比胶原纤维结构致密，容易被小分子染料着色。另一方面，酸性染料具有不同程度的扩散性，小分子染料扩散性高（如丽春红与苦味酸），更容易进入结构致密的肌纤维的间隙，使肌纤维呈红色。扩散性低的大分子染料（如苯胺蓝）则只能进入结构疏松的胶原纤维的间隙，使胶原纤维呈蓝色。该染色方法主要用于胶原纤维和肌纤维的鉴别染色。

【实验材料】　石蜡切片、二甲苯、无水乙醇、Mayer 苏木精液、丽春红、酸性品红、冰醋酸、磷钼酸、苯胺蓝、盖玻片、中性树胶。

【实验仪器】　显微镜、恒温箱、染色架、电吹风、电磁炉、染色缸、电子天平、酸度计、盖玻片。

【染色步骤】

1. 石蜡切片厚度为 4μm，常规脱蜡至水。

2. 用 Mayer 苏木精液中染 5～10min，用自来水冲洗 1min。

3. 用 1% HCl 溶液进行分化。

4. 用流水冲洗 10min，用蒸馏水稍洗。

5. 在丽春红酸性品红液中染 5～10min，用蒸馏水稍洗。

6. 用 1%磷钼酸溶液处理 10min。

7. 倾去上液，切片不用水洗，直接放入 2%苯胺蓝液染色 5min（如染色效果不佳，可在冰醋酸内脱色后重染）。

8. 用 1%冰醋酸溶液处理 2min。

9. 用95%的乙醇快速脱水。

10. 无水乙醇（Ⅰ）和（Ⅱ）各10s，二甲苯（Ⅰ）（Ⅱ）各2min。用中性树胶封固。

【染色结果】 胶原纤维呈蓝色，肌纤维、细胞质、纤维素、角蛋白和红细胞呈红色，胞核呈蓝褐色（图17-6）。

【注意事项】

1. 丽春红酸性品红染色时间应控制好，虽然磷钼酸溶液有分化作用，可以使被染上的胶原纤维颜色变淡，但染色时间太长了会影响染色结果。

2. 苯胺蓝的染色时间要注意控制，1%冰醋酸溶液的处理目的是除去肌纤维内的蓝色，使染色鲜艳、清晰。如果染色时间太长会影响染色结果。

【思考题】 为什么胶原纤维染呈蓝色？

【试剂配制】

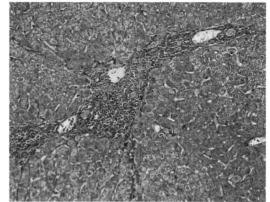

图17-6 肝硬化组织切片染色结果
Masson染色，胶原纤维呈蓝色

1. **Mayer 苏木精染液** 苏木精0.1g、蒸馏水100ml、碘酸钠20mg、硫酸铝铵5g、枸橼酸0.1g、水合氯醛20ml、量取100ml蒸馏水于洁净的三角烧瓶内，加入苏木精加温至约50℃，并搅拌使之完全溶解，再先后加入硫酸铝铵与碘酸钠，充分溶解后依次加入枸橼酸与水合氯醛，混合均匀，过滤于小口砂塞瓶内，置于4℃冰箱保存。

2. **Masson 试剂**

（1）丽春红酸性品红液：丽春红0.7g，酸性品红0.3g，蒸馏水99ml，冰醋酸1ml。

（2）1%磷钼酸溶液。

（3）2%苯胺蓝液：苯胺蓝2g，蒸馏水98ml，醋酸2ml。

（4）1%冰醋酸溶液。

（四）弹力纤维染色法（Gomori 醛品红法）

弹力纤维染色主要用于观察弹力纤维有无增生、肿胀、断裂、破碎及萎缩或缺如等病变。常用的弹力纤维染色有醛品红法、间苯二酚碱性品红法、地衣红法、维多利亚蓝法等，本实验介绍Gomori醛品红法。

【染色原理】 醛品红由碱性品红加入三聚乙醛和HCl溶液配制而成，HCl溶液作为一种酸性催化剂，它可使三聚乙醛逐渐解聚产生乙醛，乙醛有较高的活性，释放后与碱性品红染料外露的氨基起反应而产生偶氮甲碱，这时颜色转变为深紫色，是谓成熟，称醛品红染液，这种成熟醛品红对特殊的蛋白质及含硫酸根的黏多糖具有很强的亲合力，它和弹力纤维结合得很好，此外，对肥大细胞颗粒、脂褐素、乙型肝炎表面抗原、脑垂体的嗜碱细胞等也能有很好的着色效果。

【实验材料】 小鼠肺组织石蜡包埋切片、二甲苯、无水乙醇、HCl溶液、高锰酸钾、草酸、碱性品红、三聚乙醛、磷钨酸、橙黄G、盖玻片、中性树胶。

【实验仪器】 显微镜、恒温箱、染色架、电吹风、电磁炉、染色缸、电子天平、酸度计、盖玻片。

【染色步骤】

1. 石蜡组织切片厚度为4μm，常规脱蜡至水。

2. 滴加 0.5%高锰酸钾溶液作用 5min。

3. 用流水冲洗 2min 后滴加 2%草酸溶液作用 3～5min。

4. 用流水冲洗 2min，用蒸馏水稍洗 1 次。

5. 用 70%乙醇稍洗。

6. 用醛品红液浸染 3～10min。

7. 用 70%乙醇稍洗 2 次，至背景清晰为止（如背景深时用）。

8. 稍水洗。

9. 滴加橙黄 G 液染作用 1～3s（依背景深浅而定）。

10. 用无水乙醇速洗 10s，晾干，用中性树胶封固。

【染色结果】　血管壁弹力纤维呈紫蓝色，底色为不同程度的黄色（图 17-7）。

【注意事项】

1. 醛品红液可用小口砂塞瓶装，成熟后置于冰箱保存，临用前取出恢复室温用，保存期 3～6 个月。存放时间较长时，要延长染色时间；染色时间太长了会出现共染现象。

2. 橙黄 G 染液要淡染，若过染则会掩盖弹力纤维，对比度不强。

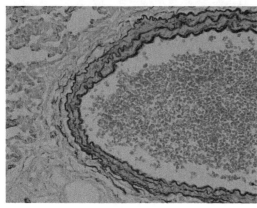

图 17-7　小鼠肺组织切片染色结果
Gomori 醛品红法染色

3. 避免使用过期三聚乙醛，否则配制的染液染色效果差。

【思考题】　Gomori 醛品红法除了能显示弹力纤维外，还可显示哪些成分？

【试剂配制】

1. 0.5%高锰酸钾水溶液　高锰酸钾 0.5g、蒸馏水 100ml。

2. 2%草酸水溶液　草酸 2g、蒸馏水 100ml。

3. 醛品红染液　碱性品红 0.5g、70%乙醇 100ml、浓 HCl 溶液 1ml、三聚乙醛 1ml，将碱性品红溶于 70%乙醇，然后依次加入浓 HCl 溶液和三聚乙醛，轻轻摇动使其混合均匀，于室温下静置 1～2 天，待变为深紫色即为成熟。过滤于小口砂塞瓶，置于 4℃冰箱保存备用。

4. 橙黄 G 染液　橙黄 G 1g、蒸馏水 100ml、磷钨酸 5g，先将磷钨酸溶于蒸馏水中，再加入橙黄 G，溶解后，静置，过滤取上清液使用。

（刘文文　高美钦）

实验十八　免疫组织化学技术

免疫组织化学技术或免疫细胞化学技术是应用免疫学和组织化学原理来检测组织或细胞中的某些多肽或蛋白质，主要以抗原和抗体的特异性反应为基础，再结合组织化学对抗原（多肽或蛋白质等大分子物质）进行定性、定量或定位的研究。本节着重介绍生物医学研究中最常用的亲和免疫组织化学与免疫荧光细胞化学。

扫二维码看彩图

【实验目的】

1. 掌握免疫组织化学的基本原理和实验步骤。

2. 掌握间接法免疫荧光细胞化学技术的原理和实验步骤。

【实验原理】　利用免疫组织化学对组织切片或培养的细胞进行特殊处理，利用抗体与抗原之间结合具有高度特异性的特点，用酶、生物素、荧光素、胶体金和放射性核素等对抗体进行标记，在组织细胞内部原位显示抗原所在部位。免疫酶组织化学利用酶标记抗体，酶催化底物形成有色沉淀，在显微镜下观察有色沉淀显示部位即抗原所在位置；免疫荧光组织化学用荧光素标记抗体，在荧光显微镜下观察抗原定位；免疫胶体金组织化学则用胶体金标记抗体，通过胶体金颗粒形成的高电子密度，在光镜或电镜下观察抗原分布。

为了增加免疫组织化学检测的敏感度，常利用一些具有双价或多价结合力的物质，如植物凝集素（lectin）、生物素（biotin）、亲和素（avidin）或卵白素、链霉亲和素（streptavidin）和葡萄球菌 A 蛋白（staphylococcal protein A，SPA）等，建立有效的抗原信号放大系统，称为亲和免疫组织化学。

生物素与亲和素之间具有高度的亲和性，生物素可与抗体偶联，不论生物素还是亲和素均能与酶结合并不影响酶的活性，这样就将亲和化学与免疫细胞化学结合起来而形成亲和素-生物素免疫染色技术。链霉亲和素是从链霉菌属蛋白质中分离出来的一种蛋白，有四个与生物素亲和力极高的结合点，它具有分子体积小、对组织渗透性强、敏感性高的特点，被用于链霉亲和素-生物素复合物（streptavidin-biotin complex，SABC）法，用以显示组织和细胞中抗原的分布。

此外，多聚螯合物酶法是近十年来广为使用的免疫组织化学染色方法，原理是利用高分子惰性多聚化合物［葡聚糖（碳骨架，—C—C—C—C—C—）、氨基酸和多聚糖样聚合物］为骨架将多个抗体分子和酶结合在一起，形成酶-多聚化合物-抗体分子的复合物，最后借助酶作用底物在抗原抗体反应的部位上产生不溶性的有色产物，从而检测出抗原的分布。此方法与SABC 法相比，优势在于能克服内源性生物素的影响。

一、SABC 法

【实验材料、试剂和器材】

1. **材料**　小鼠胰腺的石蜡切片。

2. **试剂**

（1）二甲苯。

（2）乙醇：梯度乙醇（100%、95%、90%、80%和 70%）。

（3）0.01mol/L PBS（pH7.2～7.6）、3%甲醇-H_2O_2、中性树脂、蒸馏水等。

（4）粘片剂。

（5）鼠（兔）抗小鼠胰岛素抗体（一抗）。

（6）SABC 检测试剂盒：包括①与二抗同动物种属的非免疫血清；②生物素化的二抗（购买时要选择与一抗匹配的二抗）；③SABC 液（链霉亲和素-生物素-HRP 复合物）。

（7）DAB 显示试剂盒：包括①20×DAB 浓缩液；②H_2O_2；③20×PBS。

3. **器材**　包括温箱、烤箱、微量移液器、孵育湿盒、染色缸、免疫组化笔、EP 管、滤纸和吸水纸等。

【实验步骤】

1. 石蜡切片脱蜡至水，用蒸馏水洗，用 PBS 浸泡 5min（如需采用抗原修复，可在此步后进行）。

2. 灭活内源性过氧化物酶，3%甲醇-H_2O_2（现配现用）室温孵育 10min，PBS 洗 3 次，每次 3min。

3. 正常羊血清封闭，室温孵育 10min。

4. 倾去血清，勿洗，滴加适当比例稀释的胰岛素抗体（一抗）或一抗工作液，37℃条件下孵育 1～2h 或 4℃条件下过夜。

5. 用 PBS 冲洗 3 次，每次 3min。

6. 滴加生物素标记羊抗鼠（兔）IgG（二抗）工作液，37℃条件下孵育 10～30min。

7. 用 PBS 冲洗 3 次，每次 3min。

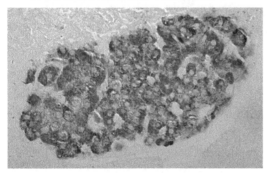

图 18-1　小鼠胰腺免疫组织化学染色结果
（SABC 法）
胰岛内可见大量棕黄色着色的阳性细胞，阳性产物主要位于细胞质

8. 滴加适量 SABC 液，37℃条件下孵育 10～30min。

9. 用 PBS 冲洗 3 次，每次 3min。

10. 用 DAB 试剂盒显色，在显微镜下控制显色程度，一般显色 3～10min。

11. 用蒸馏水充分冲洗，复染（不一定要求），封片。

【实验结果】　参见图 18-1。

【注意事项】

1. 载玻片要清洗干净，可减少脱片。

2. 脱蜡要彻底，PBS 冲洗要充分。

3. 抗原、一抗和二抗的种属关系要匹配。

4. 滴加试剂的量要依据组织块大小调整，应覆盖整个组织；并置于湿盒内孵育，避免切片干燥。

5. 设阳性对照组和阴性对照组；各组实验条件要保证一致。

二、多聚螯合物酶法

【实验材料、试剂和器材】

1. **材料**　小鼠胸腺的石蜡切片。

2. **试剂**

（1）二甲苯。

（2）乙醇：100%、95%、90%、80% 和 70% 乙醇。

（3）0.01mol/L PBS（pH7.2～7.6）、3%甲醇-H_2O_2、中性树脂、蒸馏水等。

（4）粘片剂。

（5）鼠抗小鼠转化生长因子 β1（transforming growth factor-β1，TGF-β1）抗体。

（6）PowerVision 检测试剂盒：包括①3% H_2O_2 去离子水；②Polymer Helper（即用型）；③polyperoxidase-抗鼠 IgG 多聚体。

（7）DAB 显色试剂盒：包括①20×DAB 浓缩液；②H_2O_2；③20×PBS。

3. **器材**　包括温箱、烤箱、微量移液器、孵育湿盒、染色缸、免疫组化笔、EP 管、滤纸和吸水纸等。

【实验步骤】

1. 石蜡切片脱蜡至水，用 PBS 洗 3 次，每次 3min（如需采用抗原修复，可在此步后进行）。

2. 以 3% H_2O_2 室温孵育 10min，以消除内源性过氧化物酶的活性；用蒸馏水洗，用 PBS 浸泡 5min。

3. 滴加以适当比例稀释的 TGF-β1 抗体（一抗）或一抗工作液，37℃条件下孵育 1～2h 或 4℃条件下过夜。用 PBS 冲洗 3 次，每次 3min。

4. 滴加 Polymer Helper，室温或 37℃条件下孵育 20min。用 PBS 冲洗 3 次，每次 3min。

5. 滴加 polyperoxidase-抗鼠 IgG 多聚体，37℃条件下或室温孵育 20～30min。

6. 用 PBS 冲洗 3 次，每次 3min。

7. 用 DAB 试剂盒显色。

8. 用自来水充分冲洗，苏木精复染，封片。

【实验结果】　参见图 18-2。

【注意事项】　同 SABC 法，但该染色系统比 SABC 法的检测系统灵敏度高数倍，所以应适当调整一抗的使用浓度。

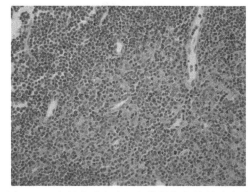

图 18-2　小鼠胸腺免疫组织化学染色结果（多聚螯合物酶法）

胸腺内可见棕黄色着色的阳性细胞，阳性产物见于细胞质。经苏木精复染，细胞核呈蓝色

三、双免疫荧光组织化学法

【实验材料、试剂和器材】

1. **材料**　小鼠胸腺的石蜡切片。

2. **试剂**

（1）　4%多聚甲醛溶液（或冷丙酮）、0.01mol/L PBS（pH7.2～7.6）、Triton-X 100、BSA。

（2）一抗（大鼠抗小鼠 CD4、兔抗小鼠 CD25 抗体）。

（3）与二抗同动物种属的非免疫血清。

（4）FITC（绿色）或 PE（红色）标记的二抗（与一抗种属匹配）。

（5）粘片剂。

（6）抗荧光淬灭剂：内含 2.5% DABCO（W/V）、50mmol/L Tris（pH 8.0）、90%甘油。

3. **器材**　包括温箱、烤箱、微量移液器、孵育湿盒、染色缸、免疫组化笔、EP 管、滤纸和吸水纸等。

【实验步骤】

1. 石蜡切片脱蜡至水，用 PBS 洗 3 次，每次 3min（如需采用抗原修复，可在此步后进行）。

2. 以 3% H_2O_2 室温孵育 10min，以消除内源性过氧化物酶的活性；用蒸馏水洗，用 PBS 浸泡 5min。

3. 用 1% BSA 封闭 30min；用 0.5% Triton X-100 孵育 15min。

4. 滴加适当比例稀释的 CD4、CD25 抗体（一抗）或一抗工作液，于 37℃孵育 1～2h 或 4℃过夜。用 PBS 冲洗 3 次，每次 3min。

5. 加入 1% BSA 稀释的二抗，于 37℃孵育 2h。

6. 用 PBS 漂洗 3 次，每次 5min。

7. 用抗淬灭封片剂封片。

8. 用荧光显微镜或激光扫描共聚焦显微镜观察结果。

【实验结果】　参见图 18-3。

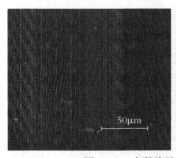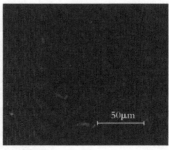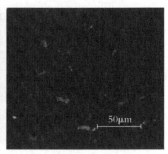

图 18-3 小鼠胸腺免疫组织化学染色结果（双免疫荧光组织化学法）

绿色荧光显示小鼠胸腺 CD4 阳性细胞，红色荧光显示小鼠胸腺 CD25 阳性细胞，黄色荧光显示 CD4/CD25 双阳性细胞

四、免疫细胞化学染色法

【实验材料、试剂和器材】

1. **材料** 培养细胞或细胞涂片。

2. **试剂**

（1）4%多聚甲醛（或冷丙酮）、0.01mol/L PBS（pH7.2～7.6）、Triton-X 100、BSA。

（2）鼠抗或兔抗 TGF-β1 一抗。

（3）与二抗同动物种属的非免疫血清。

（4）粘片剂（涂有多聚赖氨酸）。

（5）PowerVision 检测试剂盒（要与一抗种属来源匹配）。

（6）DAB 显色试剂盒。

3. **器材** 包括温箱、烤箱、微量移液器、孵育湿盒、染色缸、免疫组化笔、EP 管、滤纸和吸水纸等。

【实验步骤】

1. **细胞爬片** 首先用胰酶消化好胃癌细胞，充分吹打使之成单细胞悬液。取出消毒的培养皿先加少量培养液，使盖玻片与培养皿紧密接触，然后将单细胞悬液一滴一滴地滴到涂有多聚赖氨酸的盖玻片上。最后盖上培养皿置于37℃、5% CO_2 的培养箱中培养。根据细胞生长状况，24h 或更长时间适时取出爬片。将爬片置于37℃ PBS 中洗 3 次，每次3～5s。

2. **细胞固定** 用 4%多聚甲醛固定 15min，再用 37℃去离子水将多聚甲醛冲干净（注意手法要轻柔）。将做好的爬片置于滤纸上晾干，然后用中性树胶粘在载玻片上（注意一定要等中性树胶彻底干了之后才能做后续实验）。

3. 用 PBS 漂洗 5min。

4. 以 0.5% Triton X-100 孵育 15min。

5. 用 PBS 漂洗 3 次，每次 5min。

6. 用 1% BSA 封闭 30min。

7. 加入 1% BSA 稀释的一抗，于 37℃孵育 2h。

8. 用 PBS 漂洗 3 次，每次 5min。

9. 加入 1% BSA 稀释的二抗，于 37℃孵育 2h。

10. 用 PBS 漂洗 3 次，每次 5min。

11. 用 DAB 试剂盒显色。

12. 用自来水充分冲洗，用苏木精进行复染，封片。

【实验结果】 参见图 18-4。

【注意事项】

1. 盖玻片要清洗干净，可减少细胞脱片。

2. 抗原、一抗和二抗的种属关系要匹配。

3. 滴加试剂的量要依据细胞爬片范围大小，应覆盖细胞整个范围；并置于湿盒内避光孵育，避免切片干燥。

4. 设阳性对照组和阴性对照组；各组实验条件要保证一致。

5. 荧光染色后要及时观察，避免荧光淬灭。如无法及时观察，置于 4℃ 避光存放，但存放时间不能过长。

6. 若是组织切片，可用甲醛固定，一般需要抗原修复。组织切片处理后从步骤 3 开始后续染色过程，但抗体浓度和孵育时间需作优化调整。

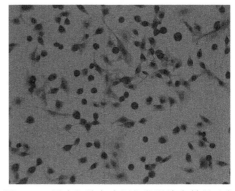

图 18-4 胃癌细胞免疫组织化学染色结果（免疫细胞化学染色法）

胃癌细胞内可见棕黄色着色的阳性产物，其表达于细胞质

（刘 卉 王世鄂）

第五章 其他常用实验技术

实验十九 激光扫描共聚焦显微镜技术

扫二维码看彩图

激光扫描共聚焦显微镜（laser scanning confocal microscope）是集激光技术、显微镜技术、光学技术、计算机及图像技术和精密的机械技术等多种高端技术于一身的大型仪器，是当今先进的荧光成像和细胞分析仪器之一。利用激光扫描共聚焦显微镜技术，不但可在亚细胞水平观察细胞或组织的结构，还可观察 Ca^{2+}、膜电位和细胞内活性氧等生理信号的发生和变化，并能追踪蛋白质或分子的定位和动态变化。激光扫描共聚焦显微镜被广泛应用于荧光定量测量、共聚焦图像分析、细胞形态定位、立体结构重组、活细胞动力学参数监测和细胞间通讯等方面的研究，成为生命科学诸多领域强有力的研究工具。

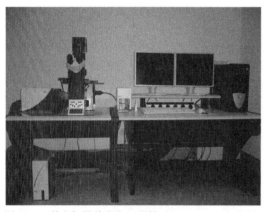

图 19-1　激光扫描共聚焦显微镜（Leica TCS SP5 型）

【实验目的】

1. 了解激光扫描共聚焦显微镜的组成。

2. 掌握激光扫描共聚焦显微镜基本操作和注意事项。

【实验仪器】　参见图 19-1。激光扫描共聚焦显微镜由以下四部分组成：

1. **荧光显微镜光学系统**　荧光显微镜是激光扫描共聚焦显微镜重要组成部分，主要用于预览样品。通常荧光显微镜配备两个光源——卤素灯光源和汞灯光源；卤素灯光源用于寻找样品焦平面，观察样品位置、形态和分布；汞灯光源用于观察和分辨样品中产生荧光物质的成分和位置。对于光敏的样品最好用荧光显微镜进行预览，以减少对样品的刺激。

2. **扫描装置**　有可动反光镜、分光器、针孔（pinhole）及检测器等重要部件。检测器采用高灵敏的光电倍增管（photo multiplier tube，PMT），其检测的范围和灵敏度可根据样品的强度进行连续调节。荧光图像的强度按 0～255 分级显示。

3. **激光器**　为一种产生激光束的装置，它保证光子在其中持续震荡、反复放大得到大量特征相同的光子，从而产生持续不断的激光束。目前常用的激光谱线有：Ar-458nm、476nm、488nm、514nm；Kr-568nm、647nm；HeNe-543nm、633nm；Ar（UV）-351nm、364nm 为紫外光；蓝紫光半导体激光器发出 405nm 的激光。常用的激光光谱可以覆盖很多生物用荧光探针和用于日常荧光分析。激光器在工作时散发大量的热，需要风扇降温，突然断电可能烧坏激光器，因此需要配备稳压电源和不间断供电装备。

4. **计算机及图像分析系统**　激光扫描共聚焦显微镜各个部件由计算机予以设置和调控，使光线精确地按照设计要求扫描样品，所有检测信号可被存于图像储存器内，并对图像进行进一步加工处理。计算机还可以存储测定样品的条件，以便在相同同条件下重复实验。

【实验原理】　激光扫描共聚焦显微镜运用共轭聚焦的原理达到点成像，由激光器发射的激光束经扫描装置内的照明针孔（illumination pinhole），经分光镜反射至物镜，并聚焦于样品上，对标本内焦平面上每一点进行扫描。激发出的荧光经原来入射光路直接反向回到分光镜，通过探测针孔（detecting pinhole）先聚焦，聚焦后的光被光电倍增管增强，在检测小孔平面被探测收集，并将信号输送到计算机，在彩色显示器上显示图像。只有在焦平面上的光才能穿过探测针孔，焦平面以外的点不会在探测针孔处成像（图 19-2）。照明针孔和探测针孔共轭，焦平面上的点同时聚焦于照明针孔和检测针孔，即共聚焦。焦平面上样品的每一点的荧光图像组成了一幅完整的共聚焦图像，称为光切片。

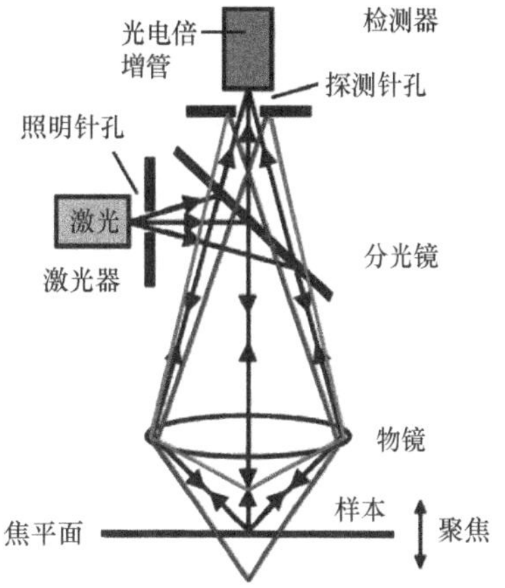

图 19-2 激光扫描共聚焦显微镜工作原理示意图

【实验步骤】 不同型号的激光扫描共聚焦显微镜硬件、软件及功能有许多相似之处，本实验步骤以 Leica TCS SP5 为例说明。

1. 开机

（1）依次打开电脑桌面右侧"PC Microscope""Scanner Power"及"Laser Power"按钮，将"Laser Power"按钮右侧的激光开关钥匙（Laser Emission）顺时针旋转 90° 至"On-1"位置。

（2）打开显微镜电源和荧光电源。

（3）点击计算机显示屏桌面上的"LAS AF"图标，启动 Leica TCS SP5 共聚焦软件，进入 LAS AF 基本界面。

2. 在显微镜下观察样品（样品已提前制备）

（1）选择合适的物镜。可通过软件中"Objectives"键或通过显微镜主机右侧的物镜转换按钮进行选择。

（2）将样品置于载物台，在明场条件下选择合适的视野。可通过显微镜主机右侧的调焦按钮调节至合适的 z 轴平面，通过显微镜主机左侧的"INT"功能键调节光强。

（3）按"TL/IL"功能键转换至荧光观察方法，通过显微镜前面板的按钮选择合适的荧光滤块，观察样品。

（4）观察完毕，按显微镜前面板上的"SHUTTER"键，保护样品。

3. 采集共聚焦图像和数据

（1）点击工具栏下方的"Configuration"，再点击"Laser"，选择所需的激光。

（2）点击"Acquire"进行光路设置。

（3）点击"Additional Channels"显示透射光检测器（PMT Trans），根据需要选择观察方法。

（4）在"Acquire"菜单栏的"Acquisition"中选择扫描模式。默认的模式是 xyz 扫描，可用于 xy 扫描和 z 轴层切，还可以在菜单中选择由 x、y、z、t（时间）、λ（波长）组合而成的多维扫描模式，如 xyz、xyt、xyλ、xyzt、xyzλ、xyzλt 等。

（5）在"Acquire"菜单栏的"Acquisition"中设置扫描参数。分辨率：默认值为 512×512，可按需选择。分辨率越高，所获得的图像文件越大，采集图像时间也越长。扫描速度：默认值为 400Hz。活细胞或运动的样品成像可能需要更快的速度，可选择双向扫描（Bidirectional X）来达到更高的速度。针孔大小：默认值为 1Airy。如果样品的荧光非常弱，可通过增大针孔直径来增加信号强度，所获得图像的光切厚度也随之增加。平均：用于降低背景噪音，有线平均（Line average）和面平均（Frame average），两者可结合使用。累加：仅用于荧光非常弱的样品。

（6）点击"Live"，以设定的扫描参数预览图像。

（7）应用控制面板上的旋钮，优化扫描参数。在预览图像时，调节 z 轴位置找到最佳焦平面；调节光电倍增管的电压值（Smart gain）及偏移值（Smart offset），或调节激光输出功率，直至获得最佳图像；单击"Stop"终止预览过程。

（8）对于单通道染色，或多通道染色同时扫描，单击"Capture Image"采集图像。对于序列扫描，或多维图像扫描，单击"Start"采集图像。

4. 图像文件的保存和输出。

5. **关机**

（1）确认保存已采集的图像。

（2）关闭显微镜荧光电源。

（3）如果使用过油镜，需要以无水乙醇清洁镜头。

（4）关闭"LAS AF"软件。

（5）将激光开关钥匙逆时针旋转 90° 至"On-0"位置。

（6）关闭"Scanner Power"开关。

（7）输出图像数据。

（8）关闭电脑，关闭"PC Microscope"按钮。

（9）风扇停止后，关闭"Laser Power"按钮。

6. 记录仪器使用信息。

【实验结果举例】 参见图 19-3。

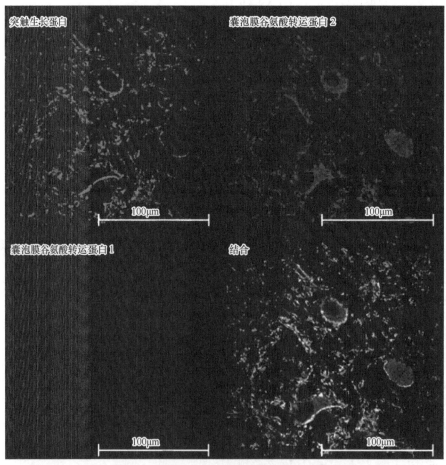

图 19-3 突触生长蛋白，囊泡膜谷氨酸转运蛋白 1 和囊泡膜谷氨酸转运蛋白 2
在 SD 大鼠间脑的分布（Bar=100μm，激发波长分别为 488nm、543nm 和 633nm）

【注意事项】

1. 每次开机、关机，将消耗激光光源的寿命，因此，尽量减少开关机次数。如果中途停止测定的时间在 3h 以内，可用旋钮将激光功率调到最小或等待状态，以减少激光光源的消耗。

2. 开机或改变激光功率后，需 20min 激光光源才能达到稳定；关闭激光器电源，保持冷却系统继续工作 20min 以上再关闭其开关。

3. 汞灯电源关断后，需间隔 30min 方可重新开启汞灯。

4. 避光，防样品荧光淬灭。对易淬灭或光敏的样品，应避免汞灯长时间照射。

5. 仪器需远离电磁辐射源。

6. 防振动和强烈的空气流动。环境振动将引起仪器光路系统偏离，直接影响图像效果；振动和空气流动可致样品漂移，影响实验结果。

7. 防尘，避免灰尘影响光路系统和成像质量。

8. 仪器工作温度为 5~45℃。最好使环境始终保持 22±1℃的恒温，防止因温度变化导致光路的偏移。

9. 保护光纤免遭挤压；保护电脑免遭病毒侵袭。

10. 承载样品的器皿需要干净、无干扰荧光；通常要求盖玻片厚度为 0.13~0.17mm，载玻片厚度为 1.0~1.2mm；Petri 培养皿底部盖玻片厚度＜0.17mm。

（赵小贞）

实验二十　生物大分子的同位素标记技术

放射性同位素标记法在生命科学领域应用极为广泛，它为揭示体内和细胞内理化过程、阐明生命活动的物质基础起了极其重要的作用。借助放射性同位素标记技术，生命科学的研究得以从静态进入动态，从细胞水平进入分子水平，阐明了一系列重大问题，如遗传密码、细胞膜受体、RNA-DNA 逆转录现象等。

【实验目的】　掌握放射性同位素标记核酸与蛋白质的基本原理与步骤。

【实验原理】　将放射性同位素掺入合成蛋白质或核酸的原料（氨基酸或核苷酸）中，利用放射自显影技术对生物大分子进行定性、定位与半定量研究。研究 DNA 合成时通常使用氚（^{3}H）或 ^{32}P 标记的胸腺嘧啶脱氧核苷（^{3}H-TdR 或 ^{32}P-TdR）；研究 RNA 合成时使用氚标记的尿嘧啶核苷（^{3}H-U）；研究蛋白质合成代谢时，可用 ^{35}S 标记的蛋氨酸和半胱氨酸。放射自显影技术是利用放射性同位素的电离辐射对乳胶片的感光作用，对生物大分子进行动态研究和追踪的一种生物化学技术。本实验以 ^{32}P-dCTP 标记乙型肝炎病毒（HBV）DNA 及 ^{35}S-蛋氨酸标记体外翻译的蛋白质为例，分别说明核酸与蛋白质的放射性同位素标记与检测技术。

【实验材料】

1. HBV 核酸探针的制备与 Southern blot 杂交　HBV DNA、dATP、dTTP、dGTP、α-^{32}P dCTP、Klenow 酶、Sepharose G-50、琼脂糖凝胶、阳离子尼龙膜、50%甲酰胺、5×SSC 液、2×Denhardt's 液、0.02mol/L PBS pH6.5、100μg/ml 鲑鱼精 DNA。

2. ^{35}S-蛋氨酸标记体外翻译的蛋白质　TNT®兔网织红细胞裂解物转录/翻译偶联系统（含 TNT Quick Master mix、[^{35}S]-蛋氨酸、RNase free H$_2$O）、pCMVTNT-p53 重组载体、pGEX-4T-1-T antigen 重组载体、SDS-PAGE、磷屏、磷屏扫描仪。

【实验仪器简介】　参见图 20-1 和图 20-2。

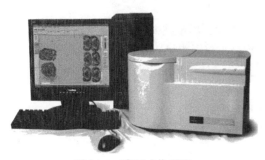

图 20-1 磷屏成像系统

定量型放射自显影（非胶片）磷屏成像系统，以数字化的磷屏成像代替胶片式放射自显影来捕获和存储在常规胶片暗盒中曝光样品的放射性

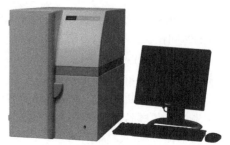

图 20-2 液体闪烁计数仪

适用于 ^{3}H、^{14}C、^{32}P、^{33}P、^{35}S、^{51}Cr、^{125}I 检测，可对滤膜板、试管和微孔板进行计数

【实验方法】

1. HBV 核酸探针的制备与 Southern blot 杂交

（1）随机引物法标记核酸探针：取 100ng 线性化全长 HBV DNA，以灭菌水调整体积至 9μl，煮沸 10min 后快速冰浴 10min 以彻底变性 DNA。加入 dATP、dTTP、dGTP 各 1μl，含 6 聚体随机引物的反应缓冲液 2μl，α-^{32}P dCTP 5μl（50μCi），Klenow 酶 1μl（2.5U），37℃ 30min，加入 2μl 0.2mol/L EDTA 终止反应。反应混合液补足体积至 500μl，以 Sepharose G-50 纯化，210g 离心 5min，收集分离液。

（2）Southern blot 杂交：来自 HBV 感染患者的血清通过 PCR 进行 HBV DNA 扩增，扩增的 DNA 产物经 1.0% 琼脂糖凝胶电泳分离（50V，2h）。胶经 30min 碱变性（0.5mol/L NaOH，0.15mol/L NaCl），15min 中和（1.5mol/L NaCl，0.5mol/L Tris-HCl，pH 7.2）2 次后，按常规方法经 36h 虹吸转移至阳离子尼龙膜，转移后的尼龙膜以 2×SSC 液漂洗 5min，自然晾干后置 120℃烘烤 30min。42℃预杂交 6h（预杂交液 20ml，含 50% 甲酰胺，5×SSC 液，2×Denhardt's 液，0.02mol/L PBS pH6.5，100μg/ml 鲑鱼精 DNA），42℃杂交 16h（杂交液 20ml，含 50% 甲酰胺，5×SSC 液，2×Denhardt's 液，0.02mol/L PBS pH6.5，10% Dextran sulfate，100μg/ml 鲑鱼精 DNA，纯化的探针 DNA）。杂交后以高盐洗液（2×SSC 液，0.1%SDS）洗膜 2 次，每次 30min；换低盐洗液（0.1×SSC 液，0.1%SDS）洗膜 2 次，每次 30min；最后以 0.1×SSC 液洗膜 15min。尼龙膜以滤纸吸干后磷屏盒中曝光过夜，在磷屏成像系统中扫描及定量。

2. ^{35}S-蛋氨酸标记体外翻译的蛋白质　以 pCMVTNT- p53 载体或空载体 pCMVTNT 为模板，用 TNT®兔网织红细胞裂解物转录/翻译偶联系统进行体外转录翻译。反应体系如下：

TNT Quick Master mix	40μl
[^{35}S]-蛋氨酸（1175 Ci/mmol）	2.0μl
pCMVTNT- p53 或 pCMVTNT	2μl（2μg）
RNase free H$_2$O	6μl
总计	50μl

30℃水浴 90min；取 2μl 翻译产物用 12% SDS-PAGE 电泳，干胶机将胶抽干（60℃，2h），磷屏盒中曝光过夜，在磷屏成像系统中扫屏，成像，检测翻译产物。

【实验结果】

1. ^{32}P 标记的 HBV 核酸探针制备与 Southern blot 杂交　结果参见图 20-3。

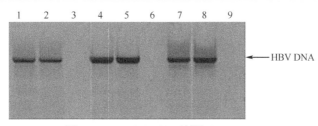

图 20-3 Southern blot 检测 HBV DNA

1-9 号样品为 PCR 扩增后的不同患者血清 HBV DNA

2. ^{35}S-蛋氨酸标记 p53 蛋白 结果参见图 20-4。

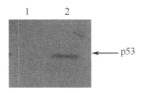

图 20-4 ^{35}S-蛋氨酸标记体外翻译的 p53 蛋白

1. pCMVTNT；2. pCMVTNT-p53

【注意事项】 放射自显影过程可根据需要调整磷屏曝光的时间。

【思考题】 核酸与蛋白质应分别采用哪些放射性同位素进行标记?

（陈婉南 林 旭）

实验二十一 流式细胞术

一、概 述

流式细胞术（flow cytometry，FCM）是 20 世纪 70 代发展起来的一种具有单细胞定量分析和分选功能的高科学技术，它集电子技术、计算机技术、激光技术、流体力学、细胞荧光化学技术及单克隆抗体技术于一体，被誉为实验室的 CT，它不仅可测量细胞大小、内部颗粒的性状，还可检测细胞表面和细胞质抗原、细胞内 DNA 和 RNA 含量、生物纳米颗粒等，它通过对单个细胞逐个地进行高速准确的定量分析和分类，可在短时间内检测大量细胞并完成数据的收集和储存，对混合群体细胞实现单细胞水平多参数定性和定量分析。流式细胞术具有速度快、精度高、准确性好的优点，已被广泛应用于血液学、免疫学、肿瘤学、药物学、分子生物学等不同学科。

扫二维码看彩图

目前使用的流式细胞仪主要由美国 Becton-Dickinson 公司（简称 BD 公司）和 Beckman-Coulter 两个公司生产。BD 公司的 Calibur 是早期最常用的检测型流式细胞仪，仅为 2 激光 4 色检测系统；后续推出 BD FACSVerse ™ 支持升级至 3 激光 10 色检测系统；新产品 BD LSRFortessa™ X-20 流式细胞仪支持最多 5 激光 20 参数同时检测。BD FACSAria 为 BD 公司的台式高速流式细胞分选仪。本章节主要介绍检测型流式细胞仪在科研实践中的应用。

二、流式细胞仪检测原理

流式细胞仪也称为荧光激活细胞分类仪（fluorescence activated cell sorter，FACS），其基本原理是在一组混合的细胞群中，加入特异的针对特定靶细胞表面或胞内分子的荧光标记单克隆抗体，使得被标记的特定靶细胞带上相应的荧光；将含有被标记细胞的混合细胞群悬液通过 FACS 的进样针吸入仪器，仪器将细胞悬液制成以单细胞排列的微细流束，当每一个细胞通过仪器的激光束照射时，细胞上标记的荧光就会被相应的激光束激活并发出对应的荧光，通过敏感的光电倍增管即可检测到从细胞发出的荧光，检测的荧光发射强度（fluorescence emissions）反映了该细胞上相应分子的表达情况（图21-1）。所谓多色分析就是使用不同荧光素标记的不同单克隆抗体对同一样本进行染色，反映了同一个细胞表面不同靶分子的表达情况。目前有多个公司提供荧光抗体，如 BD 公司、Beckman 公司、eBioscience 公司和 Biolegend 公司等。染色方案一般采用荧光抗体直接标记法对靶细胞进行染色，如实验需要，可以使用特异性抗体和荧光二抗相结合的间接标记法测定靶蛋白的表达。目前常用荧光染料的激发波长及发射波长的峰值如表21-1所示。除了表中所列出荧光染料外，试剂公司研发的一系列广谱荧光染料产品也备受研究者的青睐，其中，美国分子探针公司开发 Alexa Fluor 系列荧光染料的激发光和发射光光谱覆盖大部分可见光和部分红外线光谱区域，根据其激发光的最大波长（nm）命名为 Alexa Fluor® 350、405、488、532、546、555、750、810 等，这些合成荧光素具有更好的光学稳定性、发光强度等优点。各种荧光素的激发波长或发射波长是正态或偏态曲线，即有很宽的范围，因此，同时使用两种或三种以上荧光染料，不同荧光素的发射光谱有重叠现象（图21-2），需要通过调节补偿（compensation）以获得准确信息。

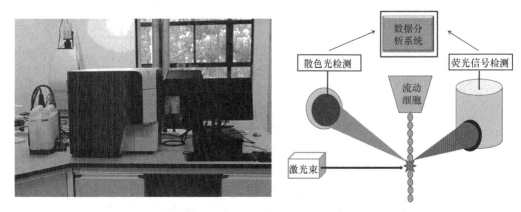

图 21-1　流式细胞仪的基本检测原理

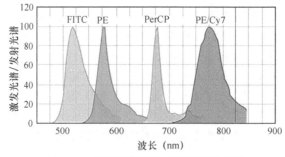

图 21-2　不同荧光素发射光谱重叠现象

FITC. 异硫氰酸荧光素；PE. 藻红蛋白；PerCP. 多甲藻黄素叶绿素蛋白质复合物

表 21-1　流式常用荧光素染料的基本特征

荧光素名（简称）	激发光波长（nm）	发射光峰值（nm）	荧光颜色
异硫氰酸荧光素（FITC）	488	525	绿
藻红蛋白（PE）	488	575	橙红
碘化丙啶（PI）	488	630	橙红
多甲藻黄素叶绿素蛋白质复合物（PerCP）	488	675	深红
异构藻青蛋白（APC）	635	650	紫

除了荧光的发射强度值外，根据测得的散射光（scattered light）可得到细胞大小及颗粒状态的信息，用来区分不同细胞群体基本形态上的差异，其中前向角散射（forward scatter，FSC）与被测细胞的大小有关，侧向角散射（side scatter，SSC）可提供有关细胞内精细结构和颗粒性质的信息。选取一定的 FSC 值作阈值，排除样品中的各种碎片及鞘液中的小颗粒，以避免对被测细胞的干扰。

三、流式数据的处理

流式数据处理主要包括数据的显示（图 21-3）和统计分析，通过不同流式检测仪配套的软件或第三方软件操作完成。CellQuest 软件主要安装在 BD FACSCalibur 型流式细胞仪上。FACS Aria 及 FACSCantoII 流式细胞仪使用 BD FACS Diva Software，BD FACSVerse™流式细胞仪使用 FACS Suite Software。第三方软件，如 WinMDI，FCS express 及 FlowJo，其中 FlowJo 因简单易用，功能强大，已经被许多科研工作者所青睐。

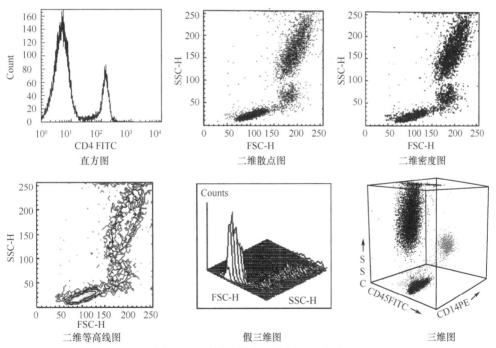

图 21-3　流式软件分析数据显示方式

FITC. 异硫氰酸荧光素；PE. 藻红蛋白

无论使用何种软件分析流式数据，其数据的显示主要有以下几种。

1. 单参数数据的显示　单参数直方图（histogram）是使用最多的图形显示形式，既可用于定性分析，又可用于定量分析。细胞每一个单参数的测量数据可整理成统计分布，以分布直方图来显示。在图中，横坐标表示荧光信号或散射光信号相对强度的值。其单位是道数，横坐标可以是线性的，也可以是对数的，纵坐标一般是细胞数。直方图中（图21-3），横坐标代表CD4分子的荧光信号不同（分成$CD4^+$ T细胞和$CD4^-$ T细胞两群细胞），纵坐标代表这两群细胞的细胞数。

2. **双参数或多参数数据的显示** 双参数数据的显示用于表达来自同一细胞两个参数与细胞数量的关系。对于双参数或多参数数据，既可以选用单独显示每个参数的直方图，也可以选择二维散点图（dot plot）、二维密度图（density plot）、二维等高线图（contour plot）或三维立体视图（假三维图——Pseudo 3D Plot，三维图——3D Plot）（见图21-3），其中二维散点图是比较常用的数据显示类型，横纵坐标分别表示与细胞有关的两个独立参数，平面上的每一个点表示同时具有相应坐标值的细胞存在。从双参数图形中可以将各细胞亚群区分开，同时可获得细胞相关的重要信息。二维散点图、二维密度图及二维等高线图（图21-3）中，根据FSC和SSC组成的图形，可以很容易把全血样本中淋巴细胞、单核细胞及中性粒细胞区分开，随后可以分别通过设"门"分析（gating analysis）各个细胞亚群的统计数据。

设"门"对于流式数据分析至关重要，只有通过最佳的设"门"方式，才能准确地获取和分析数据。可以是单参数设"门"，也可以是双参数设"门"，根据研究目的及实验设计来决定。除了传统通过FSC和SSC组成的散点图设"门"区分不同免疫细胞亚群外，有时需设定多重逻辑"门"（组合"门"）来界定待分析的特定免疫细胞亚群。在免疫细胞不同亚群分析中，常根据某个细胞亚群表达多个表面分子的荧光，设定多重逻辑"门"，再进一步统计分析该群细胞中不同参数阳性及阴性细胞所占的百分比（%），如在FCS及SSC界定的淋巴细胞群中通过设定$CD3^+CD19^-$细胞作为T细胞群。流式细胞术的结果除了百分比外，还有绝对计数（个/μl）和平均荧光强度（mean fluorescence Intensity，MFI）数据。

四、实验应用实例

流式细胞仪主要有两个最基本的用途：第一是可以定量分析鉴定活细胞表面表达的特异分子，第二是对测定特定标记的活细胞群进行分离和纯化。本节就主要介绍流式细胞仪在检测方面的应用。

（一）细胞周期的检测

【实验目的】 掌握流式细胞术分析细胞周期的基本原理、染色方法和数据分析。

【实验原理】 细胞周期指由细胞分裂结束到下一次细胞分裂结束所经历的过程，所需的时间叫细胞周期时间。流式细胞术分析细胞周期的基本原理：碘化丙锭（PI）可以与细胞内DNA和RNA结合，但PI为非通透性染料，标记时需要通过加入乙醇等固定液增加细胞膜的通透性。由于PI也可以结合RNA，染色前用RNA水解酶将RNA消化裂解，如此处理后，通过流式细胞术检测到的与DNA结合的PI的荧光强度直接反映了细胞内DNA含量的多少。由于细胞周期各时相的DNA含量不同，通常正常细胞的G_1/G_0期具有二倍体细胞的DNA含量（2N），而G_2/M期具有四倍体细胞的DNA含量（4N）。如图21-4所示，根据横坐标细胞DNA含量，可以统计处于细胞周期不同时期细胞的比例。

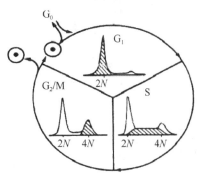

图21-4 利用流式细胞术分析细胞周期不同时期的图谱特征

【实验材料】

1. **流式液流系统所需试剂**　仪器缓冲鞘液（FACS Flow Sheath Fluid），FACS 清洁液（FACS clean）和 FACS 洗净液（FACS rinse），由仪器厂家提供。

2. 药物预处理并经过固定的实验组及对照组细胞。

3. **染色剂**　PI（50～100mg/ml 存储液）。

4. **RNA 水解酶**　RNaseA（1mg/ml 存储液）。

5. **FACS 缓冲液**　含 2%FCS 的 1×PBS。

【实验器材】

1. BD FACSVerse™流式细胞仪，美国 BD 公司生产。

2. 流式细胞分析专用试管、离心机、50μm 尼龙网膜。

3. ModFit 或 FlowJo 分析软件。

【实验方法】

1. **细胞培养**　取对数生长期的肿瘤细胞，根据细胞的大小，按（0.6～1.2）×10⁶/ml 接种于 24 孔板（0.5ml/孔）或 6 孔板（2ml/孔）内，对细胞进行适当处理（如加入细胞周期抑制性药物），药物作用终止后，贴壁细胞吸弃含药物的培养液，用 PBS 洗涤一次，用 0.25%胰酶消化细胞 2～3min，加入培养液终止消化。

2. **细胞固定**　收集细胞悬液，60g 离心 5min，弃上清后细胞沉淀再用预冷 PBS 洗涤两次，弃上清并充分重悬细胞沉淀，缓慢逐滴加入预冷 75%乙醇 2～3ml，于 4℃条件固定 4h 以上。

3. **细胞染色**　210g 离心 5min 去除固定液，细胞沉淀用 3ml 的 PBS 洗涤一次，弃上清并轻轻重悬细胞沉淀，加入 400～500μl PI（终浓度为 50μg/ml）及 RNA 酶 A（终浓度为 100μg/ml），4℃避光孵育 30min。

4. **流式分析**　上机检测前用 50μm 尼龙网膜过滤细胞，确保其形成单细胞悬液。PI 用氩离子激发荧光，激发光波长为 488nm，发射光波长大于 630nm，产生红色荧光。在流式细胞仪软件进行检测设"门"操作：通过 FCS 和 SSC 设"门"获取细胞群；利用信号脉冲 FL3-W 和 FL3-A 作为横纵坐标制作双参数点图，通过设"门"去除样本中的粘连细胞及细胞碎片；绘制以 PI 荧光强度为横坐标的直方图，检测每个样本的细胞单倍体和二倍体细胞。一般每管细胞收集 2 万～3 万个细胞。细胞周期拟和软件 ModFit 或 FlowJo 软件分析结果。

【结果分析】　流式细胞周期结果（图 21-5）分析。

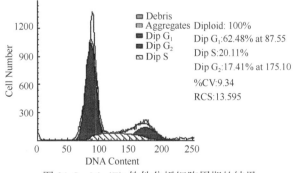

图 21-5　ModFit 软件分析细胞周期的结果

上图较低道数处细胞峰为 G₁ 期细胞，道数为 G₁ 细胞两倍的是 G₂/M 期细胞，二者之间是 S 期细胞

1. **直方图的绘制**　横坐标 DNA Content，即 DNA 含量；纵坐标 Cell Number，即计数的有效细胞数。

2. 右上角图示标明 G_1、G_2、S 三期在图中位置。

3. **处于不同周期节点的细胞比例分析**　Dip G_1-62.48% at 87.55，即 G_1 期 DNA 含量平均值为 87.55，62.48%即 G_1 期细胞数占总数的 62.48%；Dip G_2-17.42% at 175.10，即 G_2 期 DNA 含量平均值为 175.10，17.42%即 G_2 期细胞数占总数的 17.42；以此类推……细胞周期抑制性药物处理后常表现为 G_1 或 S 期细胞的增多，而 G_2 期细胞比例增加。

4. **增殖指数的计算方法**　处于 S 期和 G_2/M 期细胞数/总细胞数。

5. **CV 值**（变异系数）　衡量仪器测量分辨率和精度的指标。

6. 对于肿瘤细胞，还可通过细胞周期计算 DNA 指数（DNA index，DI），DI=（样本的 G_0/G_1 期峰平均荧光道数）/（正常二倍体细胞的 G_0/G_1 期峰平均荧光道数）。

（二）细胞凋亡的检测

【实验目的】　掌握流式细胞术分析凋亡细胞比例的基本原理、染色方法和数据分析。

PI 单染法

【实验原理】　细胞发生凋亡时细胞形态、细胞膜、细胞器和细胞核等均发生特征性的改变，其中细胞核的改变最具特征性。凋亡过程中，细胞内核酸酶的释放将 DNA 降解分解成小的片段。在标本制备中固定处理时，细胞膜的完整性受到破坏，使细胞内降解的 DNA 片段从细胞内流出，造成总体 DNA 含量减少，使得各种染色体荧光染料对凋亡细胞 DNA 可染性降低，形成亚二倍体。DNA 可染性的降低可视为是凋亡细胞的标志之一。

在细胞发生凋亡时，细胞固缩，体积变小，故前散射光降低，这一特性往往被认为是凋亡细胞的特点之一。此外，细胞发生凋亡时染色体降解，核破裂形成，细胞内颗粒往往增多，故凋亡细胞侧散射光常增加。细胞坏死时，由于细胞肿胀，其前散射光增大；侧散射光也增大，因此可根据前散射光对侧散射光的散点图区别凋亡细胞和坏死细胞。

【实验材料】　PI 单染法检测凋亡细胞的方法与分析细胞周期的方法类似。需要注意的是，部分贴壁细胞经过药物处理后会漂浮到培养上清中。收集药物处理细胞时，需将上清中漂浮的细胞一并收集。

【结果分析】

1. 在 FCS 和 SSC 组成的散点图上，凋亡细胞与正常细胞相比，前散射光降低，而侧散射光可高可低，该现象与细胞的类型有关，分析肿瘤细胞时，该现象不典型。

2. 晚期凋亡细胞的比例易受标本中的死细胞和碎片的干扰影响结果的准确性，因此，分析 PI 荧光的直方图时，先用设"门"技术排除成双或聚集的细胞及发微弱荧光的细胞碎片。

3. 如图 21-6 所示，在 PI 荧光的直方图上，凋亡细胞在 G_1/G_0 期前出现一亚二倍体峰。用 ModFit 软件分析凋亡细胞样本含亚二倍体峰的凋亡细胞所占比例。左图示 IL-2 维持培养组的凋亡细胞比例为 27.61%，右图示 IL-2 撤除组的凋亡细胞比例为 35.27%。

4. 死细胞本身 DNA 含量也是降低的，因而很难区分凋亡细胞和死亡细胞。在分析结果时，注意排除由 DNA 含量降低或 DNA 结构改变导致 DNA 可染性降低的非凋亡细胞。

annexin V/PI 双染色法

【实验原理】　annexin V/PI 双染色法可用于检测早期及中晚期细胞凋亡。annexin V 是一种分子质量为 35～36kDa 的 Ca^{2+} 依赖性磷脂结合蛋白，与磷脂酰丝氨酸（phosphatidylserine，PS）有高度亲和力。PS 是一种带负电荷的磷脂，在正常细胞中，PS 只分布在细胞膜脂质双层的内侧；在细胞发生凋亡时细胞膜上的这种磷脂分布的不对称性被破坏而使 PS 暴露在细胞膜外，因此，annexin V 可充当一敏感的探针检测暴露在细胞膜表面的 PS，作为检测细胞早期凋亡的指标之一。

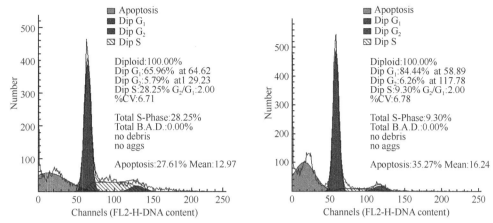

图 21-6　PI 单染法检测 IL-2 撤除对活化淋巴细胞凋亡的影响

CD3 3μg/ml 与 0.4ng/ml IL-2 激活 CD4+T 细胞 48h 后，左图为加入 IL-2 维持培养 3d，右图为撤除 IL-2 后继续培养 3d

PS 转移到细胞膜外不是凋亡所独特的，也可发生在细胞坏死中。两种细胞死亡方式间的差别是在凋亡的初始阶段细胞膜是完好的，而细胞坏死在其早期阶段细胞膜的完整性就破坏了。PI 是一种核酸染料，它不能透过正常完整的细胞膜，但能透过凋亡中晚期的细胞和死细胞的细胞膜而使细胞核染色呈阳性，指示细胞膜完整性的破坏，因此，将 annexin V 与 PI 匹配使用，就可以将处于不同凋亡时期的细胞区分开来。

【实验材料】

1. 流式液流系统所需试剂：仪器缓冲鞘液，FACS 清洁液和 FACS 洗净液，由仪器厂家提供。

2. FACS 缓冲液：含 2%FCS 的 1×PBS。

3. 标记液：FITC-annexin V 和 PI。

4. annexin V 染色专用缓冲液。

【实验器材】

1. BD FACSVerse™流式细胞仪：美国 BD 公司生产。

2. 流式细胞分析专用试管、离心机、50μm 尼龙网膜。

【实验方法】

1. 细胞处理：加入一定量凋亡诱导剂作用待检测的细胞一定时间（6~24h）。

2. 细胞收集：将悬浮细胞直接收集到流式管中，每样本细胞数为（1~5）×10⁶/ml，100g 离心 5min，弃去培养液；贴壁细胞用不含 EDTA 的胰酶消化收集，注意收集药物作用后漂浮至培养上清中的细胞。

3. 用 FACS 缓冲液洗涤 1 次，100g 离心 5min。离心前从每个样本管取少量细胞混合后分成 2 份，作为补偿调节的单色染色管。

4. 按照试剂盒的要求，待检测管加入 300~500μl 含一定浓度 annexin V-FITC 及 PI 的标记液，单色染色管仅加入一种染色液，充分混匀后，室温、避光孵育 5~15min。

5. 流式分析：上机检测前用 50μm 尼龙网膜过滤细胞确保其形成单细胞悬液，并在 1h 内完成流式细胞仪的检测。BD FACSVerse™流式细胞仪上，annexin V-FITC 选择 FL1 通道检测，PI 选择 FL3 通道检测。使用未经凋亡诱导处理的正常细胞作为对照，进行设"门"分析和荧光补偿调节去除光谱重叠干扰。

【结果分析】

1. FACS Suite 软件分析并绘制双色散点图（图 21-7），横坐标代表 annexin-FITC 染色阳性和阴性细胞群，纵坐标代表 PI 染色阳性和阴性细胞群。annexin-FITC 染色阳性指示凋亡细胞，PI 染色阳性提示细胞膜有损伤的细胞（如坏死细胞），因此，在双变量流式细胞仪的散点图上，左下象限（FITC⁻/PI⁻）代表活细胞，左上象限（FITC⁻/PI⁺）代表坏死细胞，右下象限（FITC⁺/PI⁻）代表早期凋亡细胞，右上象限（FITC⁺/PI⁺）代表坏死或晚期凋亡细胞。

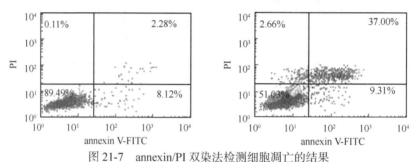

图 21-7　annexin/PI 双染法检测细胞凋亡的结果

左图为正常的人胃癌细胞株 AGS，右图为 1000ng/ml 凋亡诱导剂 Trail（肿瘤坏死因子相关的凋亡诱导配体）作用 12h 后的 AGS 细胞

2. annexin V/PI 双染色法检测凋亡细胞比较适用于悬浮生长的细胞，如淋巴细胞等。对于贴壁生长的细胞，在胰酶等消化处理过程中会造成细胞膜的损伤，会造成较高的假阳性，从而影响检测结果，因此，尽可能用不含 EDTA 的胰酶且消化时间不宜过长。标记好的细胞控制在 1～2h 完成检测。

3. 常用的凋亡试剂盒除了采用 annexin V-FITC/PI 组合外，还有 annexin V-PE/7-AAD、annexin V-PE/Death Marker 组合。

（三）淋巴细胞亚群的检测

【实验目的】

1. 掌握流式细胞术分析淋巴细胞不同亚群的基本原理。

2. 了解流式多通道分析的基本方法。

【实验原理】　免疫细胞是一组不均一的细胞群体，各种特定的细胞群其细胞表面表达有各自特异的表面标志分子。例如，B 细胞上表达有特异的膜表面免疫球蛋白（mIg），而成熟的 T 细胞表面表达特异的 CD3 分子，根据这些特征性的表面标志，将细胞分为不同的群或亚群。利用流式细胞术计数外周血 T 细胞、B 细胞和自然杀伤（natural killer，NK）细胞亚群已成为临床医学中最常用的检查项目之一，对于评价机体的免疫功能，诊断与监测免疫性疾病如艾滋病、原发性免疫缺陷病、自身免疫病、恶性肿瘤、器官移植等具有重要意义。人外周血来源的各类淋巴细胞亚群表面标志如下：T 细胞（CD3⁺）；B 细胞（CD5⁺CD19⁺）；辅助性 T 细胞（CD3⁺CD4⁺）；杀伤性 T 细胞（CD3⁺CD8⁺）；NK 细胞（CD3⁻CD16⁺56⁺）等。随着流式细胞术及抗体技术等的快速发展，淋巴细胞的亚群被越来越细分，如人的记忆性 CD4⁺T 细胞又可为中心记忆性 T 细胞（CD4⁺CD45RA⁺CCR7⁺）和效应记忆性 T 细胞亚群（CD4⁺ CD45RO⁺ CCR7⁻）。免疫细胞亚群的细分和鉴定已成为当代免疫学发展呈现的新特点和新趋势。多通道流式分析技术的应用促使新的免疫细胞亚群不断被发现和报道，如 CD4⁺CD25⁺foxp3⁺小鼠调节性 T 细胞、NK1.1⁺NKp46⁺CD19⁺IgM⁺小鼠 NKB 细胞等。

此外，在不同因素的影响下，免疫细胞的表达分子也会发生变化。例如，静止的 T 细胞不表达或低水平表达 CD69 分子，而一经活化，其表达 CD69 分子数量明显增加，因此，通过检测这些分子的变化，可分析细胞功能及细胞分化状态等。本实验采用三色直接免疫荧光法分析人 CD4⁺及 CD8⁺T 细胞亚群的百分数。

【实验材料】

1. **流式液流系统所需试剂** 仪器缓冲鞘液，FACS 清洁液和 FACS 洗净液，由仪器厂家提供。

2. **FACS 缓冲液** 含 2%FCS 的 1×PBS。

3. **红细胞溶解液** FACS Lysing solution，美国 BD 公司生产。

4. **固定剂** 1%多聚甲醛。

5. **荧光素标记单克隆抗体** 特异性荧光抗体（CD3-PerCP、CD4-FITC、CD8-PE）及同型对照抗体（Mouse IgG1-FITC、Mouse IgG2a-PE 及 Mouse IgG1-PerCP）。

【实验器材】

1. **BD FACSVerse™流式细胞仪** 美国 BD 公司生产。

2. **真空采血系统** 采血针、真空采血抗凝管。

3. 流式细胞分析专用试管、离心机。

【实验方法】

1. **抽血和分组** 用真空采血抗凝管新鲜采集的人静脉血 0.5ml；每组各取 100μl 抗凝血加入流式专用管中，并根据实验分组编号，同时设定同型对照管、单种荧光染色管及双/三色荧光染色管用于调节光电倍增管电压及多色荧光补偿。

2. **标记抗体孵育** 根据抗体说明书，每管均加入一定量的 3 种荧光抗体（FITC anti-human CD4 mAb，PE anti-human CD8a mAb 及 PerCP anti-human CD3 mAb），充分混匀，避光，4℃孵育 30min。

3. **溶血** 加入新稀释的红细胞裂解液（1:10）各 2ml，混匀后室温、避光溶解 10min，30g，离心 5min，弃去上清液（亦可参照 FACS Lysing solution 说明书步骤溶血）。

4. **洗涤固定** 加入 2ml PBS 将细胞沉淀重悬，20g 离心 5min，弃去上清液并充分重悬细胞沉淀，加入 1%多聚甲醛 0.5ml 固定，置 4℃冰箱内保存待测。

5. **上机检测** BD FACSVerse™流式细胞仪上，FITC 选择 FL1 通道检测，PE 选择 FL2 通道检测，PerCP 选择 FL3 通道检测，首先，利用同型对照及单种荧光染色管调节光电倍增管电压，确定所测定分子的阴性、阳性界限；随后，利用不同抗体的单种荧光染色管及双/三色荧光染色管对补偿加以调整，去除光谱重叠部分的影响信号。待电压和补偿调整合适后，上机检测不同分组的样本，计数并分析 CD4⁺T 细胞及 CD8⁺T 细胞亚群比例。

【结果分析】

1. 红细胞裂解液处理后的外周血细胞可分为三群，其中淋巴细胞位于左下角，画圈部分，设此"门"为待分析的淋巴细胞群（图 21-8）。

2. 根据不同标记可计算出不同 T 细胞亚群的比例，辅助性 T 细胞（CD3⁺CD4⁺）占淋巴细胞总数的 38.16%；杀伤性 T 细胞（CD3⁺CD8⁺）占淋巴细胞总数的 20.18%（图 21-8）。

正常健康人不同亚群的参考值范围：CD3⁺T 细胞的比例为 60.8%～75.4%；CD4⁺T 细胞的比例为 29.4%～45.8%；CD8⁺T 细胞的比例为 18.2%～32.8%。

【注意事项】

1. 使用新鲜的血样进行分析，尽可能采空腹静脉血，溶血及冷冻的样本不能用，样本应在采集后 6h 内处理，尽可能在 24h 内进行流式细胞仪检测。

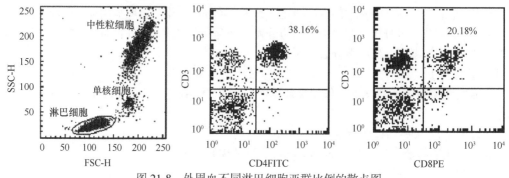

图 21-8 外周血不同淋巴细胞亚群比例的散点图

2. 确保细胞的活性和状态。流式细胞仪不但可探测细胞表面的荧光，也可探测细胞内的荧光，因此，要保证细胞的活性，还应尽可能保持细胞静止，通常在 4℃条件下进行操作。否则，荧光抗体进入死细胞内，会产生非特异结果。

3. 临床样本白细胞计数应为（4.0～10.0）×10⁹/L。若白细胞计数＞10.0×10⁹/L，样本需用 PBS 稀释；若白细胞计数＜4.0×10⁹/L，需分离单个核细胞。

4. 每次操作均需设定同型对照管、单种荧光染色管及双/三色荧光染色管用于调节光电倍增管电压及多色荧光补偿。

5. 临床样品批量检测时，上机前以三色荧光校准微球校准仪器的各项参数，以 CV＜2% 为佳。

6. 大多数的免疫细胞表面都表达有 Fc 受体，能和抗体的 Fc 段结合，造成假阳性染色。如涉及测定分离的淋巴细胞，在加入标记抗体前需使用抗 Fc 受体的封闭抗体，以阻断荧光标记的单克隆抗体的 Fc 段与免疫细胞表面 Fc 受体结合所产生的非特异性的结果。

五、附　　录

1. 试剂配制

（1）1×PBS（0.1mol/L PBS）：NaCl 80g、Na₂HPO₄·12H₂O 32.3g、NaH₂PO₄·2H₂O 4.5g，加双蒸水溶解，调 pH 至 7.4，定容为 1000ml。

（2）FACS 缓冲液：1×PBS 950ml、FCS 40ml、10%叠氮钠溶液 10ml。

（3）1%多聚甲醛：称取 1g 多聚甲醛溶于 100ml 1×PBS，加热促溶。

2. 流式分析技术在其他方面的应用　随着流式细胞术水平的不断提高，其应用范围也日益广泛，在临床医学领域，可被用于白血病和淋巴瘤的分型、肿瘤细胞染色体的异倍性测定、艾滋病感染者 CD4 及 CD8 细胞的计数等。流式细胞术在科研领域的应用也不断被拓展，凡是能被荧光素标记的且这种荧光素能被流式细胞仪所配置的激光光源激发的细胞或颗粒，都可用流式细胞仪检测。除上述介绍的检测应用外，其他常用的检测技术如下：

（1）细胞内细胞因子的测定：使用细胞固定及穿膜剂，可以测定细胞内细胞因子，该方法是当前流式细胞术中一种较新的技术，结合特征性细胞表面分子的测定可以明确细胞因子由哪种细胞或细胞亚群产生（图 21-9）。

（2）羧基荧光素乙酰乙酸标记法检测淋巴细胞增殖功能：利用活细胞染料羧基荧光素乙酰乙酸（carboxyfluorescein diacetate succinimidyl ester，CFSE）在细胞增殖过程中系列减半的特征（图 21-10），不仅可以在体外测定细胞增殖的变化，还可追踪细胞在体内的分裂增殖过程。

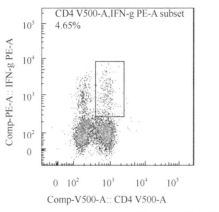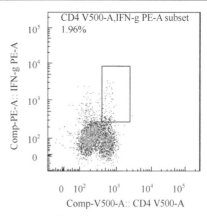

图 21-9 磁珠分选法分离 T 细胞

磁珠分选法分离小鼠 T 细胞,在体外分别加入豆蔻酰佛波醇乙酯(phorbol-12-myristate-13-acetate,PMA)、离子霉素(ionomycin)
刺激细胞 4～6h,同时加入蛋白转运抑制剂（通常是 monensin 或 brefeldin A）；孵育结束后收集细胞,先进行胞膜分子染色,
再加入固定破膜剂处理细胞,最后加入针对细胞因子的荧光抗体染色。左图为模型组小鼠的 CD4$^+$ T 细胞胞内 IFN-γ水平；右
图为经药物处理后小鼠的 CD4$^+$ T 细胞产生 IFN-γ水平下调

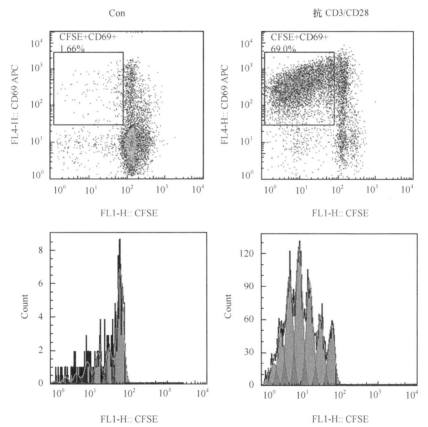

图 21-10 CD69/CFSE 双染法检测 T 细胞增殖分裂能力

分离人外周血单个核细胞（PBMC）用 CFSE 预染后,分别加入 T 细胞激活的功能性抗体包被（抗 CD3/抗 CD28）的磁珠（上
右图）或无抗体包被的阴性对照磁珠（上左图）；激活 72h 收集细胞,加入 APC 标记的抗 CD69 染色；上图方框内代表增殖的
细胞群（CD69 阳性且 CFSE 存在分裂峰）；下图方框为内细胞分析增殖分裂代数的分析；由此可见功能性抗体可明显促
进 T 细胞的增殖和分裂

（3）微量样本多指标流式蛋白定量技术法测定可溶性蛋白：微量样本多指标流式蛋白定量
技术（cytometric bead array,CBA）为最新发展起来的用于检测可溶性蛋白质的流式细胞术,

该技术可用于测定细胞培养上清或血清中的细胞因子含量、细胞裂解中的磷酸化蛋白质等。基本原理与"三明治"ELISA法测定细胞因子类似，将特异性捕获抗体包被一系列荧光强度不同的微球，待测样品被吸附到微球上，再与荧光探针结合，测定微球上这种蛋白质的荧光强度，与已知微球的荧光强度相比较，求出待测蛋白质的含量。BD™ CBA kit可同时对单个样品中的多个指标进行检测（图21-11）。

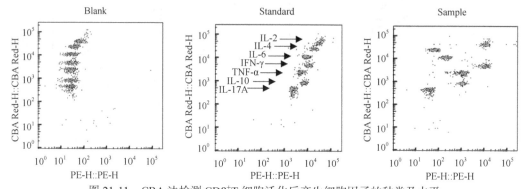

图21-11　CBA法检测CD8⁺T细胞活化后产生细胞因子的种类及水平

分离OT-1转基因小鼠的脾细胞，磁珠分选法获取CD8⁺T细胞，加入用OVA抗原肽负载树突状细胞活化24h后收集培养上清。按照Mouse Th1/Th2/Th17 Cytokine Kit BD™ Cytometric Bead Array试剂盒同时测定7种细胞因子的浓度。Blank为对照培养上清的检测结果；Standard为试剂盒提供的标准品最高浓度样本的检测结果；Sample为上述经过激活小鼠T细胞培养上清的检测结果。由图可见活化的T细胞释放的IL-2、IL-6、IFN-γ、TNF-α及IL-10均有不同程度增高

（4）线粒体跨膜电位测定：Rh-123是线粒体的特异性染料，被标记细胞的荧光强度与线粒体跨膜电位的高低有关，可间接反映出细胞的功能。

（5）细胞内钙离子测定：Fluo-3-Am为一新型的高度特异性Ca^{2+}荧光指示剂，可以灵敏地反映细胞内游离钙离子浓度的变化，Fluo-3-Am进入细胞后分解成Fluo-3，后者与游离钙结合后，其荧光强度是Fluo-3本身的40倍以上，从而反映胞内游离钙离子浓度的高低。

（6）活性氧物质的测定：2，7-二氯荧光素二乙酸酯（DCFH-DA）是一种非荧光性小分子探针，可扩散到细胞中并去酯化，通过氧化作用转变成强荧光性的2，7-二氯荧光素（DCF），可用于定量胞内活性氧物质水平。

（7）胞内靶蛋白的测定：除了上述胞内分子的测定外，流式分析技术还应用于多种胞内靶蛋白的测定，如周期蛋白、凋亡蛋白及基因表达产物等。结合荧光蛋白报告基因（如EGFP、GFP、YFP、RFP）的表达，通过流式分析测定目的基因转移效率及筛选获得外源基因高效表达细胞株；利用带有荧光蛋白报告基因的转基因小鼠可以观察过继转移的免疫细胞在小鼠体内的分布及其功能。

（张秋玉）

参 考 文 献

曹雪涛，2010. 免疫学技术及其应用[M]. 北京：科学出版社.

陈朱波，曹雪涛，2010. 流式细胞术——原理、操作及应用[M]. 北京：科学出版社.

谷鸿喜，张凤民，凌虹，2012. 细胞培养技术[M]. 北京：北京大学医学出版社.

梁英杰，凌启波，张威，2011. 临床病理学技术[M]. 北京：人民卫生出版社.

林默君，2014. 医学机能学实验[M]. 2 版. 北京：科学出版社.

司徒镇强，吴军正，2004. 细胞培养[M]. 西安：世界图书出版公司.

魏群，2007. 分子生物学实验指导[M]. 2 版. 北京：高等教育出版社.

魏伟，吴希美，李元建，2010. 药理实验方法学[M]. 4 版. 北京：人民卫生出版社.

徐叔云，卞如濂，陈修，2002. 药理实验方法学[M]. 3 版. 北京：人民卫生出版社.

袁兰，2004. 激光扫描共聚焦显微镜技术教程[M]. 北京：北京大学医学出版社.

章静波，黄东阳，方瑾，2011. 细胞生物学实验技术[M]. 2 版. 北京：化学工业出版社.

F. 奥斯伯，R. E. 金斯顿，J. G. 塞得曼，等，2001. 精编分子生物学实验指南[M]. 颜子颖，王海林，译. 北京：科学出版社.

J. E. 科利根，B. E. 比勒，D. H. 马古利斯，等，2009. 精编免疫学实验指南[M]. 曹雪涛，译. 北京：科学出版社.

J. 萨姆布鲁克，D. W. 拉塞尔，2002. 分子克隆实验指南[M]. 3 版. 黄培堂，译. 北京：科学出版社.

R. J. 辛普森，2003. 蛋白质与蛋白质组学实验指南[M]. 北京：科学出版社.